Cucina sana per pigri

L'arte di mangiare bene senza fatica, con ricette semplici, versatili e alla portata di tutti per un benessere quotidiano

Di Venere Lombardi

Sommario

CAPITOLO 1: INTRODUZIONE ALLA CUCINA SANA PER PIGRI

1.1 Filosofia della cucina semplice e sana

Nel mondo frenetico di oggi, dove il tempo è un lusso e le esigenze quotidiane spesso si scontrano con l'aspirazione di una vita sana, nasce l'importanza di abbracciare una filosofia di cucina semplice e sana. Questo concetto non è solo una moda passeggera, ma una scelta consapevole che può trasformare radicalmente il nostro rapporto con il cibo e la salute.

La cucina semplice e sana si basa su tre principi fondamentali: l'utilizzo di ingredienti naturali e poco lavorati, la preparazione di piatti che richiedono tempi brevi e tecniche di cottura accessibili, e la creazione di ricette versatili che possono adattarsi a diverse esigenze e gusti. Questo approccio, lungi dall'essere monotono o restrittivo, apre la porta a un mondo di sapori autentici e a una nutrizione ottimale.

Innanzitutto, l'utilizzo di ingredienti naturali è la pietra angolare di questa filosofia. Scegliere prodotti freschi, di stagione e possibilmente locali, non solo garantisce un impatto positivo sulla salute, ma supporta anche le comunità locali e riduce l'impronta ecologica. Frutta, verdura, cereali integrali, legumi, noci e semi dovrebbero essere gli eroi silenziosi della nostra dieta. Questi alimenti, ricchi di nutrienti essenziali, sono la base per ricette che nutrono il corpo e la mente.

Il secondo principio si concentra sulla semplicità nella preparazione. In un'epoca dove la mancanza di tempo è una costante, è essenziale disporre di ricette che siano rapide e facili da preparare. Questo non significa sacrificare il gusto o la qualità. Al contrario, con tecniche di cottura semplici come la griglia, il vapore o il salto in padella, è possibile creare piatti deliziosi preservando al meglio i nutrienti degli alimenti. L'arte di cucinare in modo sano e semplice sta nell'esaltare i sapori naturali degli ingredienti, piuttosto che nasconderli sotto strati di condimenti complessi o tecniche di cottura elaborate.

Infine, la versatilità è un concetto chiave. Le ricette proposte in questo libro sono pensate per essere adattabili a vari gusti e esigenze. Che si tratti di un pasto veloce dopo il lavoro, di una cena in famiglia o di un pranzo da portare in ufficio, l'idea è quella di offrire soluzioni flessibili che si adattino a diverse situazioni quotidiane. Questa flessibilità si riflette anche nella capacità di adattare le ricette a differenti esigenze dietetiche, come vegetarianismo, veganismo o intolleranze alimentari, senza mai sacrificare il gusto o il valore nutrizionale.

Adottare una cucina semplice e sana non è solo una scelta alimentare, ma uno stile di vita che promuove il benessere generale. È un invito a rallentare, a riconnettersi con l'origine del cibo che consumiamo, e a nutrire il nostro corpo e la nostra anima con ciò che è genuino e autentico. In questo capitolo, e nei successivi, scopriremo come questa filosofia possa essere facilmente integrata nella routine quotidiana, offrendo suggerimenti pratici, ricette deliziose e strategie per rendere la cucina sana una gioia, piuttosto che un compito.

Dopo aver abbracciato la filosofia della cucina semplice e sana, esploreremo i benefici specifici di un'alimentazione salutare, sfatando i miti e evidenziando come una dieta equilibrata possa migliorare non solo la salute fisica, ma anche il benessere mentale e emotivo.

Dopo aver esplorato la filosofia della cucina semplice e sana nel punto precedente, è essenziale comprendere i benefici tangibili di un'alimentazione basata su questo approccio. Un regime alimentare sano e semplificato non solo facilita la vita quotidiana, ma apporta anche miglioramenti significativi alla salute fisica, mentale ed emotiva.

Benefici Fisici: Uno dei vantaggi più evidenti di un'alimentazione sana è il suo impatto positivo sulla salute fisica. Consumare regolarmente frutta e verdura fresca, cereali integrali, proteine magre e grassi sani, può ridurre significativamente il rischio di malattie croniche come obesità, diabete di tipo 2, malattie cardiache e alcune forme di cancro. Questi alimenti, ricchi di vitamine, minerali, fibre e antiossidanti, non solo nutrono il corpo, ma contribuiscono anche a migliorare la digestione, regolare il metabolismo e rafforzare il sistema immunitario. Inoltre, una dieta equilibrata aiuta a mantenere un peso corporeo sano, aumenta i livelli di energia e migliora la qualità del sonno.

Benefici Mentali ed Emotivi: L'alimentazione sana influisce notevolmente anche sulla salute mentale ed emotiva. Gli alimenti che consumiamo possono avere un impatto diretto sul nostro umore e sulle nostre funzioni cognitive. Ad esempio, alimenti ricchi di omega-3, come i pesci grassi, sono noti per migliorare la funzione cerebrale e possono ridurre i sintomi di depressione e ansia. Inoltre, mantenere livelli stabili di zucchero nel sangue attraverso pasti equilibrati può prevenire sbalzi di umore e aumentare la concentrazione. C'è anche un aspetto psicologico importante nel preparare i propri pasti; questo atto può essere un'attività meditativa e soddisfacente, che aumenta l'autostima e il senso di autoefficacia.

Semplicità e Sostenibilità: Un altro aspetto fondamentale di questo stile alimentare è la sua semplicità e sostenibilità. Preparare pasti sani non richiede necessariamente molto tempo o abilità culinarie avanzate. Ricette semplici, con pochi ingredienti naturali e freschi, non solo risparmiano tempo, ma riducono anche lo spreco alimentare e il costo dei pasti. Inoltre, scegliere alimenti locali e di stagione contribuisce alla sostenibilità ambientale e al supporto delle economie locali.

Versatilità e Piacere: Un'alimentazione sana non significa rinunciare al piacere di mangiare. Al contrario, scoprire nuovi sapori e ingredienti può essere un'avventura entusiasmante. La varietà e la creatività in cucina possono rendere ogni pasto un'esperienza unica, evitando la monotonia alimentare e stimolando un interesse genuino per il cibo sano.

Esploreremo come sfatare i miti comuni sulla cucina salutare e complicata, dimostrando che un'alimentazione sana non è solo accessibile e fattibile, ma può anche essere incredibilmente gratificante. Questa transizione ci permetterà di affrontare preconcetti e barriere che spesso impediscono alle persone di adottare uno stile di vita più sano, aprendo la strada a una comprensione più profonda e a un impegno più forte verso un'alimentazione consapevole e soddisfacente.

Nell'approfondire i benefici di un'alimentazione sana e semplice, è fondamentale confrontarsi con alcuni dei miti più comuni che circondano la cucina salutare. Spesso, infatti, vi è l'errata convinzione che mangiare sano richieda competenze culinarie avanzate, un budget elevato o un'impegnativa ricerca di ingredienti esotici. Sfatare questi miti non solo renderà l'adozione di uno stile di vita più sano più accessibile, ma incoraggerà anche una maggiore fiducia e autonomia nella preparazione dei pasti.

Mito 1: Cucinare sano è complicato e richiede molto tempo. Uno dei malintesi più diffusi è che la cucina sana richieda ricette elaborate e tempi di preparazione lunghi. In realtà, molti piatti salutari sono estremamente semplici da preparare. Ricette come insalate nutrienti, smoothie, zuppe e stufati possono essere realizzate con pochi passaggi semplici. Inoltre, molti metodi di cottura salutari, come al vapore o alla griglia, sono più rapidi rispetto a tecniche più elaborate.

Mito 2: Mangiare sano è costoso. Un altro pregiudizio comune è che mantenere una dieta sana richieda un budget elevato. Sebbene alcuni prodotti biologici e superfood possano avere un costo maggiore, la maggior parte degli ingredienti base di una dieta sana come legumi, cereali integrali, frutta e verdura di stagione, sono economicamente accessibili. Inoltre, cucinare in casa permette di risparmiare rispetto al consumo frequente di pasti pronti o cibi preconfezionati.

Mito 3: È necessario utilizzare ingredienti esotici o difficili da trovare. Spesso si pensa che la cucina sana implichi l'uso di ingredienti rari o esotici. In realtà, molti dei migliori piatti salutari possono essere preparati con ingredienti facilmente reperibili in qualsiasi supermercato o mercato locale. La chiave sta nell'imparare a utilizzare al meglio ciò che è disponibile localmente e stagionalmente.

Mito 4: La cucina sana è monotona e poco soddisfacente. Un ultimo mito da sfatare è che i piatti salutari siano invariabilmente noiosi o insapore. Al contrario, una dieta varia ed equilibrata può essere incredibilmente gustosa e gratificante. Esplorare diverse culture culinarie, sperimentare con spezie e erbe aromatiche, e imparare a bilanciare i sapori può rendere ogni pasto un'esperienza deliziosa e diversificata.

Superare questi miti è cruciale per avvicinarsi con fiducia e entusiasmo alla cucina sana. Con la giusta informazione e un po' di pratica, chiunque può imparare a preparare pasti salutari che siano al contempo semplici, economici e deliziosi.

Dopo aver sfatato i miti comuni sulla cucina salutare, è essenziale focalizzarsi sugli ingredienti chiave che formano la base di una cucina sana e semplice. Questi ingredienti non solo sono nutritivi e versatili, ma sono anche facilmente reperibili e possono essere utilizzati in una moltitudine di ricette. Comprendere come integrare questi alimenti nella dieta quotidiana è fondamentale per chiunque desideri adottare uno stile di vita più salutare senza complicazioni.

Frutta e Verdura: La frutta e la verdura sono i pilastri di ogni dieta sana. Ricche di vitamine, minerali, fibre e antiossidanti, contribuiscono a ridurre il rischio di molte malattie croniche. È importante variare i colori e i tipi consumati per garantire un'ampia gamma di nutrienti. Ad esempio, le verdure a foglia verde come spinaci e cavolo riccio sono eccellenti fonti di ferro e calcio, mentre i frutti rossi come fragole e lamponi sono ricchi di antiossidanti.

Cereali Integrali: I cereali integrali, come quinoa, farro, avena e riso integrale, sono preferibili ai loro omologhi raffinati per il loro maggior contenuto di fibre e nutrienti. Forniscono energia duratura e aiutano a mantenere stabili i livelli di zucchero nel sangue, oltre a essere estremamente versatili in cucina.

Legumi: Fagioli, lenticchie, ceci e altri legumi sono fonti eccellenti di proteine vegetali, fibre e una varietà di minerali. Sono particolarmente utili in una dieta vegetariana o vegana, ma sono anche un ottimo modo per ridurre il consumo di carne nelle diete onnivore.

Noci e Semi: Noci, semi di chia, semi di lino e altri simili sono piccoli ma potenti. Ricchi di grassi sani, proteine, fibre e micronutrienti, sono fantastici per aggiungere croccantezza e nutrimento a insalate, yogurt, avena o come snack.

Proteine Magre e Pesce: Per chi non segue una dieta vegetariana, le proteine magre come il pollo, il tacchino e il pesce sono ottime scelte. Il pesce, in particolare, è una fonte di acidi grassi omega-3, che sono importanti per la salute del cuore e del cervello.

Oli Sani e Condimenti: L'uso di oli sani come l'olio d'oliva extra vergine e l'olio di cocco può arricchire il sapore dei piatti e fornire grassi essenziali. Anche erbe aromatiche e spezie giocano un ruolo cruciale, aggiungendo sapori intensi senza l'aggiunta di sale o zuccheri.

Avendo delineato gli ingredienti chiave per una cucina sana, il passo successivo è comprendere gli strumenti essenziali che facilitano la preparazione di pasti salutari. Per i principianti, avere gli utensili giusti può semplificare notevolmente il processo di cottura, rendendo l'esperienza più piacevole e meno intimidatoria. Questi strumenti non solo aiutano a preparare una varietà di piatti, ma incoraggiano anche la sperimentazione e la creatività in cucina.

Pentole e Padelle di Buona Qualità: Un set di base di pentole e padelle di buona qualità è fondamentale. Include una padella antiaderente, ideale per cuocere con poco grasso, una pentola di media grandezza per bollire e cuocere a vapore, e una padella più grande per saltare verdure e carni. Una padella in ghisa può essere un'aggiunta versatile per grigliare e rosolare.

Utensili da Taglio Affidabili: Un coltello da chef ben affilato e un tagliere robusto sono indispensabili. Un coltello da chef può gestire la maggior parte delle esigenze di taglio, dalla tritatura di erbe alla preparazione di carne e verdure. Un pelapatate e un paio di forbici da cucina sono utili per lavori più specifici.

Frullatore o Robot da Cucina: Un frullatore o un robot da cucina è estremamente utile per preparare smoothie, salse, hummus e zuppe cremose. Questi elettrodomestici possono ridurre notevolmente il tempo di preparazione e ampliare le possibilità di ricette salutari.

Ciotole per Mescolare e Misurini: Un set di ciotole per mescolare di varie dimensioni è necessario per mescolare insalate, impasti e marinature. I misurini e i cucchiai dosatori aiutano a seguire le ricette con precisione, soprattutto per i principianti.

Vaporiera e Griglia: Una vaporiera, sia elettrica che adatta a una pentola, è ottima per cuocere verdure, pesce e anche alcuni cereali, preservando i nutrienti. Una griglia, invece, è ideale per preparare carne e verdure con un sapore affumicato e una crosticina croccante.

Timer e Termometro da Cucina: Un timer aiuta a tenere traccia dei tempi di cottura, essenziale per evitare che i cibi si cuociano troppo o troppo poco. Un termometro da cucina è particolarmente utile per assicurarsi che carni e pollame siano cotti alla temperatura interna sicura.

Equipaggiati con questi strumenti, anche i principianti in cucina possono preparare facilmente pasti sani e gustosi. Questo set di base di utensili è sufficiente per esplorare una vasta gamma di ricette e tecniche di cottura, senza sentirsi sopraffatti.

CAPITOLO 2: ORGANIZZARE LA DISPENSA PERFETTA

2.1 Selezione degli ingredienti base per la dispensa

Dopo aver acquisito una comprensione degli strumenti essenziali di cucina, il prossimo passo fondamentale è organizzare una dispensa efficiente. Questo significa selezionare con cura gli ingredienti base che non solo costituiranno la spina dorsale di molte ricette sane, ma permetteranno anche una preparazione dei pasti più rapida e senza stress. Una dispensa ben organizzata è la chiave per creare pasti salutari con facilità, soprattutto quando il tempo è limitato.

Cereali Integrali e Prodotti a Base di Cereali: Avere una varietà di cereali integrali come riso integrale, quinoa, orzo, farro e avena è essenziale. Questi alimenti offrono una ricca fonte di fibre, aiutano a sentirsi sazi più a lungo e possono essere usati in una miriade di piatti, dalle colazioni ai contorni. Prodotti a base di cereali come pasta integrale, pane integrale e cracker possono essere utili per pasti veloci e nutrienti.

Legumi e Lenticchie: I legumi secchi o in scatola, come fagioli, lenticchie e ceci, sono una fonte eccellente di proteine vegetali e fibre. Sono versatili, economici e possono essere utilizzati in zuppe, stufati, insalate e anche come base per hamburger vegetali.

Noci, Semi e Burri di Noci: Noci e semi, come mandorle, noci, semi di chia e semi di lino, sono ricchi di grassi salutari, proteine e fibre. I burri di noci, come burro di arachidi o di mandorle, sono ottimi per spalmare su pane o cracker, aggiungere a frullati o utilizzare in ricette di dolci.

Condimenti e Spezie: Una selezione di erbe aromatiche e spezie secche è cruciale per aggiungere sapore ai piatti senza l'uso eccessivo di sale. Elementi come l'aglio in polvere, la paprika, il rosmarino, il timo e la curcuma sono indispensabili. Anche condimenti sani come l'olio d'oliva extra vergine, aceto di mele o balsamico, salsa di soia a ridotto contenuto di sodio e senape possono fare una grande differenza nel gusto dei piatti.

Conservati e Prodotti in Scatola: Alimenti come pomodori pelati, passata di pomodoro, latte di cocco e brodi vegetali o di pollo a basso contenuto di sodio sono utili per creare rapidamente zuppe, stufati e salse.

Alimenti Surgelati: Verdure e frutta surgelate sono eccellenti da tenere in freezer. Conservano i loro nutrienti e sono pronti all'uso, ideali per quando gli ingredienti freschi non sono disponibili.

Avere questi ingredienti di base a portata di mano semplifica notevolmente la pianificazione e la preparazione dei pasti. La chiave è mantenere la dispensa organizzata e regolarmente rifornita, il che aiuta a ridurre lo spreco di cibo e a evitare acquisti impulsivi e poco salutari.

2.2 Come conservare gli alimenti per una freschezza duratura

Una volta organizzata la dispensa con gli ingredienti essenziali, il passo successivo è imparare a conservare correttamente questi alimenti per mantenere la loro freschezza e valore nutrizionale nel tempo. Una corretta conservazione non solo aiuta a ridurre gli sprechi, ma assicura anche che gli ingredienti siano di ottima qualità quando li utilizziamo per cucinare. Questo capitolo offre una guida dettagliata su come conservare diversi tipi di alimenti, dai prodotti freschi ai prodotti secchi.

Prodotti Freschi: La frutta e la verdura hanno bisogno di attenzioni particolari. Alcuni frutti, come mele e banane, emettono gas etilene che può accelerare la maturazione (e quindi il deterioramento) di altri prodotti vicini. È consigliabile conservarli separati e, se possibile, in contenitori o cassetti specifici del frigorifero. Verdure come carote, sedano e cetrioli possono essere conservati in contenitori ermetici o avvolti in un panno umido per mantenerli croccanti. Erbe aromatiche fresche possono essere conservate in acqua, come fiori recisi, o avvolte in un panno umido e riposte in frigo.

Cereali e Legumi: Cereali integrali, legumi secchi e pasta devono essere conservati in contenitori ermetici in un luogo fresco e asciutto, lontano dalla luce diretta del sole. Questo previene l'ingresso di umidità e insetti, mantenendo la qualità del prodotto.

Noci e Semi: A causa del loro alto contenuto di grassi, noci e semi possono irrancidire se esposti a calore, luce o umidità. La soluzione migliore è conservarli in contenitori ermetici in frigorifero o freezer, specialmente se non vengono consumati rapidamente.

Condimenti e Spezie: Anche i condimenti e le spezie devono essere conservati lontano dalla luce diretta e dal calore, che possono degradare i loro sapori e proprietà. I barattoli di spezie preferibilmente dovrebbero essere di vetro scuro e tenuti in un armadietto fresco e asciutto.

Conservati e Prodotti in Scatola: Dopo l'apertura, molti prodotti in scatola come pomodori o legumi dovrebbero essere trasferiti in contenitori ermetici e conservati in frigorifero. È importante utilizzarli entro pochi giorni dall'apertura per garantire la freschezza.

Alimenti Surgelati: Per la conservazione nel freezer, è importante utilizzare contenitori o sacchetti adatti per congelatore. Questo riduce il rischio di bruciature da freezer e mantiene gli alimenti protetti da odori e sapori indesiderati.

Incorporando queste pratiche di conservazione nella routine quotidiana, si può assicurare che gli alimenti rimangano freschi e nutrienti per un periodo di tempo più lungo. Questo non solo aiuta a ridurre lo spreco, ma garantisce anche che ogni pasto preparato sia di alta qualità.

Dopo aver imparato a conservare correttamente gli alimenti per massimizzare la loro freschezza e durata, è altrettanto importante sviluppare strategie per fare acquisti intelligenti e risparmiosi. La capacità di fare scelte sagge durante la spesa non solo aiuta a mantenere una cucina ben fornita, ma contribuisce anche a ridurre gli sprechi alimentari e a ottimizzare il budget per l'alimentazione. Questo capitolo esplora consigli pratici per navigare in modo efficiente tra gli scaffali del supermercato o del mercato, assicurando che ogni acquisto contribuisca a una dieta sana ed economica.

Pianificazione Prima della Spesa: La pianificazione è fondamentale. Prima di andare a fare la spesa, è utile avere un'idea chiara di ciò che serve. Questo può essere facilitato dalla creazione di un menu settimanale e di una lista della spesa correlata. Controllare cosa si ha già in casa prima di partire aiuta a evitare acquisti duplicati.

Conoscere le Offerte Locali: Essere a conoscenza delle offerte stagionali e delle promozioni locali può aiutare a risparmiare denaro. Gli alimenti di stagione non solo costano meno, ma sono anche al picco del loro sapore e valore nutritivo. Inoltre, fare la spesa nei mercati locali o aderire a programmi di agricoltura sostenuta

(CSA) può essere un modo economico per ottenere prodotti freschi di alta qualità.

Comprare in Bulk per Risparmiare: Per gli alimenti non deperibili come cereali, legumi, noci e spezie, considerare l'acquisto in bulk. Questo riduce il costo per unità e riduce anche gli imballaggi. Tuttavia, è importante acquistare solo quanto si può realisticamente consumare prima che gli alimenti scadano.

Evitare Acquisti Impulsivi: Fare la spesa seguendo una lista può aiutare a evitare acquisti impulsivi, che spesso portano a scegliere alimenti meno salutari e più costosi. Cercare di fare la spesa a stomaco pieno può anche ridurre la tentazione di acquisti non pianificati.

Valutare il Rapporto Qualità-Prezzo: Mentre è importante cercare offerte, è anche cruciale valutare il rapporto qualità-prezzo degli alimenti. Ad esempio, alcuni prodotti biologici possono costare di più, ma possono offrire benefici in termini di minori residui di pesticidi. Tuttavia, per molti prodotti, le versioni non biologiche sono comunque nutrienti e sicure.

Concentrarsi su Alimenti Versatili: Scegliere alimenti che possono essere utilizzati in diverse ricette è un modo efficace per massimizzare l'uso degli ingredienti e ridurre gli sprechi. Alimenti come riso integrale, quinoa, verdure fresche e legumi sono estremamente versatili e possono essere utilizzati in molti piatti diversi.

Leggere le Etichette: Prestare attenzione alle etichette degli alimenti può aiutare a fare scelte più sane. Guardare oltre le affermazioni di marketing sulla confezione e concentrarsi sui fatti nutrizionali e gli ingredienti è fondamentale per una dieta equilibrata.

Una volta affrontate le strategie per gli acquisti intelligenti e risparmiosi, il prossimo passo fondamentale è la creazione di un menu settimanale efficiente. Questo processo non solo assicura una varietà e un equilibrio nutrizionale nei pasti, ma aiuta anche a ridurre lo spreco di cibo e a semplificare la routine quotidiana. Un menu settimanale ben pianificato può essere una bussola per orientarsi nella cucina quotidiana, rendendo più agevole sia la spesa che la preparazione dei pasti.

Valutare il Calendario Settimanale: Prima di pianificare il menu, è importante considerare gli impegni settimanali. Giorni particolarmente affollati potrebbero richiedere pasti più veloci o preparati in anticipo, mentre nei giorni più tranquilli si può dedicare più tempo alla cucina.

Bilanciare Nutrizione e Gusti: Quando si pianificano i pasti, è essenziale bilanciare le necessità nutrizionali con i gusti personali e quelli della famiglia. Un buon menu settimanale include una varietà di proteine, carboidrati, grassi sani e molta frutta e verdura, senza trascurare i piatti preferiti.

Incorporare la Versatilità: Scegliere ricette che utilizzino ingredienti simili in modi diversi può massimizzare l'uso degli alimenti acquistati e ridurre gli sprechi. Ad esempio, un grosso pezzo di verdura può essere utilizzato in diverse ricette durante la settimana.

Pianificare Pasti con Cottura in Lotti: Preparare grandi quantità di alcuni componenti dei pasti, come cereali integrali, legumi o una proteina, all'inizio della settimana può risparmiare tempo. Questi possono poi essere utilizzati in diverse ricette durante la settimana.

Includere Giorni di Flessibilità: È importante lasciare spazio nella pianificazione per i cambiamenti di programma. Avere un giorno "jolly" o pasti facili da preparare può accomodare gli imprevisti senza creare stress.

Rendere la Spesa una Riflessione del Menu: Una volta completato il menu, la lista della spesa dovrebbe riflettere direttamente i pasti pianificati. Ciò assicura che tutti gli ingredienti necessari siano disponibili, evitando acquisti superflui.

Sperimentare e Rinnovare: Anche se la routine è importante, è altrettanto fondamentale mantenere un certo grado di novità. Sperimentare regolarmente nuove ricette può mantenere l'interesse per la cucina sana e impedire che i pasti diventino monotoni.

Creare un menu settimanale efficiente è una competenza che si affina nel tempo. Mentre ci si adatta a questo processo, diventa più facile creare pasti che soddisfino sia i bisogni nutrizionali sia i desideri culinari.

2.5 Tecniche di Preparazione in Anticipo

Dopo aver pianificato un menu settimanale efficiente, il passo successivo è l'adozione di tecniche di preparazione in anticipo. Questo approccio non solo risparmia tempo durante la settimana, ma assicura anche che si abbia sempre a disposizione un'opzione sana e gustosa, riducendo la tentazione di ricorrere a cibi pronti o meno salutari. La preparazione in anticipo può variare da semplici passaggi come il lavaggio e il taglio della verdura a metodi più complessi come la cottura di pasti interi. Vediamo alcune strategie efficaci per incorporare questa pratica nella routine settimanale.

Lavare e Tagliare Verdure e Frutta: Dedicare un po' di tempo durante il fine settimana per lavare, asciugare e tagliare verdure e frutta può semplificare enormemente la preparazione dei pasti durante la settimana. Questi possono essere conservati in contenitori ermetici in frigorifero per mantenere la freschezza.

Cottura in Lotti di Base: Cucinare in grandi quantità basi come cereali integrali, legumi e proteine magre può essere un grande risparmio di tempo. Questi possono essere utilizzati in diverse ricette durante la settimana, riducendo significativamente il tempo di preparazione dei pasti.

Preparare Salse e Condimenti: Salse, dressing e condimenti possono essere preparati in anticipo e conservati in frigorifero. Questi elementi possono rapidamente trasformare piatti semplici in creazioni gustose e appaganti.

Utilizzo del Congelatore: Il congelatore è un ottimo alleato nella preparazione in anticipo. Pasti interi, zuppe, stufati e persino porzioni singole di proteine cotte possono essere congelati e scongelati secondo necessità. È importante etichettare chiaramente i contenitori con la data e il contenuto per una gestione efficace.

Assemblaggio di Snack e Pasti Pronti: Preparare in anticipo snack salutari o porzioni di pasti può aiutare a mantenere scelte alimentari sane durante il giorno. Contenitori con una combinazione di proteine, carboidrati e grassi sani sono ottimi per pasti bilanciati e nutrienti.

Pianificazione della Colazione: Preparare in anticipo opzioni per la colazione come yogurt con frutta e granola, overnight oats o mini frittate può garantire un inizio di giornata nutriente e veloce.

Adottando queste tecniche di preparazione in anticipo, si può ridurre lo stress legato ai pasti quotidiani e assicurarsi di nutrirsi in modo sano e soddisfacente. Questa organizzazione permette di affrontare la settimana con una sensazione di controllo e preparazione, sapendo che ogni pasto contribuisce al proprio benessere.

CAPITOLO 3: RICETTE FACILI E NUTRIENTI PER LA COLAZIONE

3.1 Idee per Colazioni Rapide e Salutari

Dopo aver esplorato le tecniche di preparazione in anticipo, è ora di applicarle per creare colazioni rapide, nutrienti e soddisfacenti. La colazione è spesso considerata il pasto più importante della giornata, poiché fornisce l'energia e i nutrienti necessari per iniziare con il piede giusto. Tuttavia, le mattine frenetiche possono rendere difficile preparare qualcosa di salutare. Ecco alcune idee per colazioni che combinano convenienza e nutrizione, dimostrando che una colazione salutare non deve essere complicata o richiedere molto tempo.

Overnight Oats: I fiocchi d'avena preparati durante la notte sono un'opzione eccellente per una colazione veloce. Mescolare l'avena con yogurt o latte, aggiungere un dolcificante naturale come miele o sciroppo d'acero, e guarnire con frutta fresca o secca e noci. Questo pasto può essere preparato in anticipo e conservato in frigorifero, rendendolo pronto all'uso al mattino.

Smoothie Nutrienti: Uno smoothie è un modo rapido per consumare una varietà di nutrienti. Combinare frutta fresca o surgelata, verdure a foglia verde, proteine in polvere o yogurt, e una base liquida come latte o succo. Gli smoothie possono essere personalizzati secondo i gusti e le esigenze nutrizionali e sono facili da preparare.

Toast Avocado e Uova: Un toast con avocado e uova è un'opzione ricca di proteine e grassi salutari. Schiacciare l'avocado su una fetta di pane integrale tostato e aggiungere un uovo al tegamino o sodo per un pasto equilibrato e saziante.

Parfait di Yogurt e Frutta: Alternare strati di yogurt greco, frutta fresca e granola in un bicchiere o in un barattolo per un pasto veloce e portatile. Lo yogurt greco è una buona fonte di proteine, mentre la frutta e la granola aggiungono fibre e sapore.

Mini Frittate in Teglia: Preparare in anticipo delle mini frittate in una teglia per muffin è un modo pratico per avere una colazione proteica pronta all'uso. Mescolare uova con verdure, formaggio e carne magra o tofu, versare nei singoli scomparti della teglia e cuocere. Queste possono essere conservate in frigorifero e riscaldate al mattino.

Burro di Arachidi e Banana Toast: Spalmare burro di arachidi su una fetta di pane integrale e aggiungere fette di banana per un pasto veloce, ricco di proteine, fibre e grassi salutari.

Queste idee per la colazione dimostrano come, con un po' di preparazione e creatività, sia possibile iniziare ogni giorno con un pasto salutare e soddisfacente, anche quando si ha poco tempo.

Proseguendo il tema delle colazioni rapide e salutari, gli smoothie e i frullati rappresentano un'eccellente opzione per un pasto nutriente e facile da preparare. Ricchi di vitamine, minerali, fibre e proteine, possono essere un modo delizioso e rinfrescante di consumare una varietà di alimenti sani. Questa sezione esplora come creare smoothie equilibrati che soddisfino sia il palato che le esigenze nutrizionali, fornendo energia e benessere per iniziare la giornata.

Base Liquida: Ogni smoothie inizia con una base liquida. Acqua, latte (sia lattiero-caseario che vegetale come mandorla, soia o avena), succo di frutta, o persino tè verde possono essere usati. La scelta dipende dai gusti personali e dalle esigenze nutrizionali; ad esempio, il latte aumenta l'apporto proteico, mentre il tè verde aggiunge antiossidanti.

Frutta e Verdura: La frutta è un ingrediente chiave per aggiungere dolcezza naturale e nutrienti. Banane, bacche, mango, ananas e mele sono scelte popolari. Includere anche verdure aumenta il contenuto nutrizionale; spinaci, cavolo riccio, barbabietole e cetrioli sono facilmente mascherati dal sapore della frutta. La combinazione di frutta e verdura offre un'ampia gamma di vitamine, minerali e fibre.

Proteine e Grassi: Per rendere lo smoothie un pasto più bilanciato, è importante aggiungere proteine e grassi sani. Proteine in polvere, yogurt greco, burro di noci, semi di chia, semi di lino e avocado possono contribuire a prolungare il senso di sazietà e fornire energia duratura.

Additivi e Superfood: Per un ulteriore aumento nutrizionale, considerare l'aggiunta di superfood come polvere di cacao, spirulina, maca o polvere di acai. Questi possono migliorare non solo il valore nutrizionale dello smoothie, ma anche aggiungere sapori unici.

Dolcificanti Naturali: Se necessario, dolcificare con miele, sciroppo d'acero, datteri o stevia. Questi dolcificanti naturali sono preferibili allo zucchero raffinato, fornendo dolcezza senza l'aggiunta di calorie vuote.

Consigli per la Preparazione: Per una preparazione rapida, è utile tagliare e congelare in anticipo la frutta. Così facendo, lo smoothie sarà freddo e cremoso senza dover aggiungere ghiaccio. Un potente frullatore può mescolare ingredienti anche più duri come noci o semi di lino, assicurando una consistenza liscia e omogenea.

Gli smoothie sono incredibilmente versatili e possono essere adattati per soddisfare una varietà di gusti e esigenze dietetiche. Che si tratti di un pasto veloce prima di un impegno mattutino o di un nutriente ristoro post-allenamento, uno smoothie ben bilanciato è sempre una scelta eccellente.

Dopo aver esplorato la preparazione di smoothie e frullati nutrienti, è importante considerare anche l'importanza delle proteine nelle colazioni mattutine. Le proteine sono essenziali per una serie di funzioni corporee, inclusa la costruzione e la riparazione dei tessuti, e possono aiutare a mantenere la sazietà durante la mattinata. Incorporare piatti proteici nella prima colazione è una strategia eccellente per iniziare la giornata con energia, concentrazione e soddisfazione. Ecco alcune idee per colazioni ricche di proteine che sono sia nutrienti che deliziose.

Uova in Tutte le Salse: Le uova sono un'ottima fonte di proteine di alta qualità e possono essere cucinate in vari modi. Una colazione a base di uova strapazzate, frittate, uova al tegamino o sode offre versatilità e nutrimento. Aggiungere verdure, erbe aromatiche, e una fonte di grassi sani come l'avocado per un pasto equilibrato.

Yogurt Greco e Topping Vari: Lo yogurt greco è un'altra eccellente fonte di proteine e può essere abbinato a frutta fresca, noci, semi e un dolcificante naturale per una colazione veloce. È anche possibile usarlo come base per smoothie più sostanziosi o per creare parfait stratificati.

Porridge Proteico: Arricchire un porridge di avena con proteine in polvere o semi di chia può trasformarlo in un pasto più bilanciato. Servire con frutta fresca o secca, noci, e un filo di miele o sciroppo d'acero per dolcezza.

Pancakes Proteici: Preparare pancakes utilizzando farine integrali, proteine in polvere, e ingredienti come banana schiacciata o yogurt greco per aumentare il contenuto proteico. Servire con frutta fresca e un dolcificante naturale.

Burro di Arachidi e Pane Integrale: Una semplice fetta di pane integrale tostato con burro di arachidi (o altro burro di noci) fornisce una combinazione di proteine, grassi sani e fibre. Aggiungere fette di banana o bacche per un ulteriore apporto di nutrienti.

Frullati Proteici: Oltre agli smoothie a base di frutta, considerare l'opzione di frullati proteici. Combinare proteine in polvere con latte o una bevanda vegetale, frutta congelata, e opzionalmente verdure a foglia verde per un pasto completo.

Incorporare questi piatti proteici nella colazione non solo favorisce un senso di sazietà duraturo, ma aiuta anche a stabilizzare i livelli di zucchero nel sangue, evitando picchi e cali di energia durante la mattinata.

Dopo aver esplorato le opzioni proteiche per una colazione nutriente, è utile considerare come reinventare i classici della colazione in chiave più salutare. Molte delle tradizionali opzioni per la prima colazione possono essere ricche di zuccheri raffinati, grassi non salutari e calorie vuote. Tuttavia, con alcune modifiche creative, è possibile trasformare questi classici in piatti più nutrienti e benefici per la salute, senza sacrificare il gusto. Ecco alcune idee per rivisitare i classici della colazione in modo sano e appetitoso.

Pancakes Integrali: Invece di utilizzare farina raffinata, optare per farina integrale o alternative come farina d'avena o di mandorle. Queste farine non solo aggiungono fibre, ma anche nutrienti essenziali. Aggiungere frutta fresca come mirtilli o banane per dolcezza naturale.

Waffles a Base di Legumi: Per una versione più ricca di proteine dei waffles, usare farina di ceci o aggiungere purea di fagioli bianchi all'impasto. Questo aumenta il contenuto proteico e fornisce una consistenza sorprendentemente leggera e ariosa.

French Toast con Pane Integrale: Preparare il French toast usando pane integrale e immergendo le fette in una miscela di uova arricchita con cannella e vaniglia.

Servire con frutta fresca e sciroppo d'acero puro al posto di zuccheri raffinati.

Cereali Fatti in Casa: Creare un mix di cereali fatto in casa usando avena, noci, semi e frutta secca. Cuocere lentamente in forno per ottenere una granola croccante, senza l'aggiunta di oli e zuccheri raffinati presenti in molte versioni commerciali.

Porridge di Quinoa: Sostituire l'avena con quinoa per una colazione ricca di proteine e senza glutine. Cuocere la quinoa con latte o una bevanda vegetale e guarnire con frutta fresca, noci e un filo di miele o sciroppo d'acero.

Smoothie Bowls: Invece di bere uno smoothie, trasformarlo in una smoothie bowl. Addensare con yogurt greco o avocado e guarnire con frutta fresca, noci, semi e granola per un pasto bilanciato e visivamente attraente.

Toast Salutari: Sperimentare con toast integrali o di segale, guarniti con avocado e pomodorini, hummus e verdure a foglia verde, o burro di mandorle e fette di pera. Queste combinazioni forniscono una miscela equilibrata di grassi sani, proteine e carboidrati complessi.

Adottare queste alternative sane ai classici della colazione può avere un impatto positivo sul benessere generale. Non solo migliorano la qualità nutrizionale della prima colazione, ma offrono anche nuovi sapori e texture da esplorare.

Proseguendo dal concetto di alternative sane ai classici della colazione, un aspetto cruciale per una mattinata efficiente e senza stress è la preparazione dei pasti la sera prima. Questa pratica non solo risparmia tempo prezioso durante le frenetiche mattine, ma assicura anche che si inizi la giornata con un pasto nutriente e bilanciato. Ecco alcune idee e suggerimenti per organizzare colazioni salutari che possono essere preparate facilmente la sera precedente.

Overnight Oats: Come già menzionato, l'overnight oats è una scelta eccellente per una colazione preparata in anticipo. Combinando avena, latte o yogurt, semi di chia e frutta, si ottiene un pasto pronto da mangiare non appena ci si sveglia. Personalizzabile con vari aromi e topping, è una colazione versatile che si adatta ai gusti di tutti.

Mini Frittate o Muffin di Uova: Preparare una teglia di mini frittate o muffin di uova la sera prima permette di avere una colazione proteica pronta all'uso. Mescolare uova, verdure, formaggio e carni magre o tofu per un pasto ricco di nutrienti. Questi possono essere conservati in frigorifero e riscaldati rapidamente al mattino.

Parfait di Yogurt: Assemblare dei parfait di yogurt con strati di frutta, granola e semi la sera prima rende la colazione del mattino veloce e gustosa. Utilizzare contenitori ermetici per mantenere la freschezza e impedire che la granola si ammorbidisca.

Panini o Wrap per la Colazione: Preparare panini o wrap con ingredienti ricchi di proteine come uova, formaggio, hummus o carni magre. Avvolti nella pellicola trasparente o conservati in contenitori, questi panini sono pronti da afferrare e andare, ideali per chi fa colazione in viaggio.

Frullati Preparati e Congelati: Preparare frullati la sera prima e conservarli nel freezer in contenitori appositi. La mattina, basta lasciarli scongelare leggermente per una bevanda fresca e nutriente.

Budino di Chia: Il budino di chia è un'altra opzione fantastica che si prepara facilmente la sera. Combinare semi di chia con latte e aromi, lasciare riposare in frigorifero durante la notte, e al mattino si avrà un pasto ricco di omega-3, proteine e fibre.

Pane Tostato con Topping Preparati: Preparare topping come avocado schiacciato o burro di noci la sera prima. La mattina, basta spalmare su una fetta di pane integrale tostato per una colazione veloce e salutare.

Queste opzioni per la colazione non solo facilitano le mattine frenetiche, ma garantiscono anche che si inizi la giornata con un pasto bilanciato e soddisfacente. Preparare in anticipo significa meno decisioni da prendere al mattino e più tempo per godersi la colazione senza fretta.

CAPITOLO 4: PRANZI LEGGERI E SFIZIOSI

4.1 Insalate Creative e Sostanziose per il Pranzo

Passando dalle colazioni preparate la sera prima a idee per il pranzo, le insalate rappresentano una scelta eccellente per un pasto di metà giornata nutriente e soddisfacente. Le insalate non devono essere noiose o insipide; con un po' di creatività, possono trasformarsi in piatti colorati, ricchi di texture e pieni di sapori. Le insalate possono essere molto più che semplici contorni: con gli ingredienti giusti, diventano pasti completi, equilibrati e deliziosi. Ecco alcune idee per creare insalate che soddisfino il palato e nutrano il corpo.

Base di Verdure Fresche: Iniziare con una base di verdure a foglia verde come spinaci, lattuga romana, cavolo riccio o rucola. Queste verdure non solo offrono importanti nutrienti e fibre, ma forniscono anche un fresco contrasto di sapori e texture.

Proteine per Sazietà: Aggiungere una fonte di proteine rende l'insalata più sostanziosa. Opzioni come petto di pollo grigliato, tonno, uova sode, tofu marinato, o fagioli e legumi sono ottime scelte. Le proteine non solo apportano sazietà, ma forniscono anche l'energia necessaria per il resto della giornata.

Carboidrati Complessi: Integrare carboidrati complessi come quinoa, farro, orzo o patate dolci. Questi carboidrati aggiungono sostanza all'insalata e forniscono energia duratura senza i picchi di zucchero nel sangue associati ai carboidrati raffinati.

Grassi Sani: Includere fonti di grassi sani come avocado, noci, semi o formaggio feta. Questi grassi non solo migliorano il sapore, ma contribuiscono alla sensazione di pienezza e forniscono acidi grassi essenziali.

Colori e Texture Varie: Utilizzare una varietà di verdure colorate come peperoni, carote, pomodorini, cetrioli e mais per rendere l'insalata visivamente attraente e nutrizionalmente bilanciata. Aggiungere frutta come fragole o mirtilli per una dolcezza naturale.

Condimenti Sani e Fatti in Casa: Preparare condimenti in casa per evitare conservanti e zuccheri aggiunti presenti in molte versioni commerciali. Un semplice dressing con olio d'oliva extra vergine, aceto balsamico o limone, sale e pepe può esaltare i sapori naturali degli ingredienti.

Topping Croccanti: Aggiungere elementi croccanti come granola salata, semi di zucca tostati o cracker sbriciolati per una piacevole variazione di texture.

Queste insalate possono essere preparate in anticipo, rendendole scelte pratiche per i pranzi in ufficio o in viaggio. Conservarle in contenitori ermetici mantiene la freschezza e impedisce che le verdure si appassiscano.

Procedendo oltre le insalate, un'altra ottima soluzione per pranzi rapidi, salutari e convenienti sono i panini e i wrap. Questi pasti portatili sono perfetti per chi cerca qualcosa di nutriente da mangiare in ufficio, a scuola o in viaggio. Panini e wrap possono essere tanto vari e interessanti quanto qualsiasi altro pasto, combinando sapori, texture e nutrienti in un formato facile da consumare. Vediamo come possiamo rendere questi pranzi veloci sia deliziosi che salutari.

Scegliere il Pane Giusto: Iniziare con una base di qualità è fondamentale. Optare per pane integrale, panini ai cereali, tortillas integrali o di farro per un apporto di fibre e nutrienti superiori rispetto alle alternative raffinate. Il pane integrale fornisce anche una maggiore sensazione di sazietà.

Proteine di Qualità: Come per le insalate, le proteine sono essenziali. Usare petto di pollo o tacchino, salmone affumicato, tonno, tofu grigliato, uova o varietà di legumi come fonti proteiche. Queste scelte non solo aggiungono sapore, ma anche una consistenza soddisfacente e un'ottima fonte di energia.

Aggiungere Verdure Fresche: I panini e i wrap sono un ottimo modo per aumentare il consumo giornaliero di verdure. Aggiungere lattuga, rucola, spinaci, cetrioli, peperoni, pomodori o carote grattugiate. Questo non solo aggiunge croccantezza e freschezza, ma anche vitamine e minerali essenziali.

Includere Grassi Sani: Aggiungere fonti di grassi sani come avocado schiacciato, hummus, pesto o formaggi a basso contenuto di grassi. Questi ingredienti non solo arricchiscono il sapore, ma contribuiscono a un maggiore senso di sazietà e apportano grassi essenziali.

Condimenti Salutari: Scegliere condimenti salutari come senape, yogurt greco, o una vinaigrette fatta in casa al posto di maionese o salse ad alto contenuto di grassi e zuccheri. I condimenti possono fare la differenza in termini di gusto e contenuto calorico.

Variazione e Creatività: Esperimentare con diversi abbinamenti per mantenere i pranzi interessanti. Combinazioni come pollo e pesto, salmone e avocado, o hummus e verdure grigliate offrono una varietà di sapori e nutrienti.

Preparazione in Anticipo: Molti panini e wrap possono essere preparati la sera prima. Per evitare che diventino molli, separare gli ingredienti umidi come pomodori o condimenti, assemblandoli solo prima di mangiare.

I panini e i wrap, quando preparati con ingredienti nutrienti e salutari, possono essere un eccellente modo per godersi un pranzo veloce e soddisfacente. Con un po' di pianificazione e creatività, possono trasformarsi in pasti che si aspetta con piacere, piuttosto che un'opzione di ripiego.

Dopo aver esplorato opzioni di pranzo rapide e nutrienti come panini e wrap, un altro modo eccellente per incorporare varietà e nutrimento nei pasti di metà giornata è attraverso zuppe e stufati. Questi piatti caldi non solo offrono conforto e soddisfazione, ma possono anche essere ricchi di nutrienti, facili da preparare e perfetti per essere fatti in anticipo. Sia che si tratti di un giorno freddo o di una semplice voglia di qualcosa di caldo e ristoratore, zuppe e stufati sono opzioni versatili e salutari.

Scegliere Ingredienti Nutrienti: La base di ogni zuppa o stufato salutare include una varietà di verdure. Spinaci, carote, zucchine, pomodori, cavoli e altre verdure sono non solo ricchi di vitamine e minerali, ma aggiungono anche sapore e consistenza. Legumi come lenticchie, fagioli e ceci offrono proteine e fibre, rendendo il piatto più sostanzioso e nutriente.

Brodi Fatti in Casa o di Qualità: Un buon brodo può fare la differenza in termini di sapore e valore nutrizionale. Utilizzare brodi fatti in casa o opzioni a basso contenuto di sodio e senza conservanti aggiunti. Brodi di verdure, pollo o manzo possono servire come base per una varietà di ricette.

Carne Magra e Proteine Vegetali: Aggiungere carne magra come pollo, tacchino o manzo tagliato magro, oppure proteine vegetali come tofu o tempeh. Questi ingredienti non solo aggiungono sostanza, ma anche importanti nutrienti.

Cereali Integrali e Tuberi: Per un ulteriore apporto di fibre e complessità, includere cereali integrali come orzo, quinoa o riso integrale, oppure tuberi come patate dolci o rape. Questi ingredienti rendono le zuppe più sazianti e forniscono energia a lungo termine.

Erbette e Spezie per il Sapore: Utilizzare erbe aromatiche fresche o secche e spezie per arricchire il sapore senza aggiungere sale in eccesso. Rosmarino, timo, basilico, curcuma e paprika sono ottime scelte. Aggiungere anche aglio e cipolla per profondità di sapore.

Preparazione in Lotti e Conservazione: Zuppe e stufati sono ideali per essere preparati in grandi quantità e conservati. Possono essere conservati in frigorifero per alcuni giorni o congelati in porzioni per un pasto veloce in futuro. Questo non solo risparmia tempo, ma assicura anche di avere sempre un'opzione salutare a portata di mano.

Personalizzazione e Variazione: Le zuppe e gli stufati sono incredibilmente versatili. Sperimentare con diversi ingredienti e sapori per mantenere i pasti interessanti. Aggiungere un tocco di crema, yogurt greco o un filo di olio d'oliva extra vergine prima di servire può arricchire il sapore e la consistenza.

Zuppe e stufati non solo soddisfano il desiderio di un pasto caldo e confortante, ma sono anche un modo eccellente per incorporare una varietà di nutrienti nella dieta. Con la loro facilità di preparazione e conservazione, rappresentano una scelta pratica e salutare per i pranzi durante la settimana.

Dopo aver esplorato zuppe e stufati come opzioni pranzo, è importante considerare anche idee specifiche per pranzi da ufficio o da casa. In un contesto lavorativo o domestico, spesso si ha bisogno di pasti che siano non solo nutrienti e salutari, ma anche pratici, facili da trasportare e da riscaldare. Ecco alcune idee per pranzi che soddisfano queste necessità, mantenendo varietà e piacere nel mangiare.

Insalate Nutrienti in Barattolo: Le insalate in barattolo sono perfette per il pranzo in ufficio. Strati di verdure, proteine, cereali integrali e dressing possono essere preparati in anticipo e conservati in barattoli di vetro. L'idea è di mettere il condimento sul fondo e gli ingredienti meno porosi in alto, per mantenere tutto fresco.

Bowl di Grano Saraceno o Quinoa: Preparare bowl a base di grano saraceno, quinoa o altri cereali integrali. Aggiungere verdure cotte o crude, una fonte di proteine come pollo, tofu o fagioli, e condire con una salsa gustosa. Questi bowl sono facili da trasportare e possono essere gustati sia caldi che freddi.

Wrap Integrali o Pita Ripieni: Wrap o pita integrali ripieni di una varietà di ripieni come verdure grigliate, hummus, pollo o falafel sono un'opzione pratica e saziante. Avvolti nella carta da cucina o in contenitori ermetici, sono facili da trasportare e consumare.

Pasta Fredda Salutare: La pasta fredda con verdure, erbe aromatiche fresche, fonti di proteine magre e un condimento leggero può essere un pranzo rinfrescante e nutriente. Usare pasta integrale o alternative a base di legumi per un maggior apporto di fibre.

Sushi di Verdure o Bowl di Sushi: Il sushi di verdure o i bowl di sushi sono un modo divertente e gustoso di consumare verdure crude e riso integrale. Si possono preparare la sera prima e sono perfetti per un pranzo veloce.

Zuppe e Stufati in Contenitori Termici: Portare zuppe o stufati in contenitori termici è un'ottima opzione per un pasto caldo in ufficio. Scegliere ricette che mantengono bene il sapore e la consistenza anche dopo essere state riscaldate.

Snack Salutari per il Pomeriggio: Accompagnare il pranzo con snack salutari come frutta fresca, yogurt, barrette di cereali fatte in casa o noci. Questi possono aiutare a mantenere l'energia durante il pomeriggio e evitare il calo di metà giornata.

Queste idee per il pranzo combinano praticità con nutrizione e gusto, dimostrando che mangiare in modo salutare in ufficio o a casa non deve essere complicato o noioso. Con un po' di pianificazione, è possibile godersi pasti deliziosi che supportano uno stile di vita sano e attivo.

Dopo aver considerato le opzioni per pranzi salutari da consumare in ufficio o a casa, è importante esplorare come mantenere scelte alimentari sane anche quando si mangia fuori. Sia che si tratti di un pasto in un ristorante, di un picnic all'aperto o di un pranzo durante un viaggio, ci sono strategie che possono aiutare a fare scelte nutrienti e soddisfacenti, senza sacrificare il piacere di mangiare fuori. Ecco alcuni consigli per navigare le opzioni di pranzo fuori casa mantenendo un focus sulla salute.

Scegliere Ristoranti con Opzioni Salutari: Quando possibile, scegliere ristoranti che offrono opzioni sane e fresche. Ristoranti che enfatizzano cibi integrali, verdure fresche, e proteine magre sono spesso una scelta migliore rispetto a quelli che offrono principalmente cibi fritti o elaborati.

Chiedere Modifiche ai Piatti: Non esitare a chiedere modifiche ai piatti. Ad esempio, chiedere di sostituire le patatine fritte con una insalata, o di cucinare un piatto con meno olio o sale. La maggior parte dei ristoranti è disposta ad accomodare richieste ragionevoli per soddisfare le esigenze dietetiche dei clienti.

Prestare Attenzione alle Porzioni: Le porzioni nei ristoranti possono essere significativamente più grandi rispetto a quelle consigliate. Ascoltare il proprio senso di sazietà e chiedere un contenitore per portare a casa la parte in eccesso può essere una buona strategia per evitare di mangiare troppo.

Scegliere con Saggezza: Optare per piatti che includono una varietà di verdure, cereali integrali e proteine magre. Evitare cibi eccessivamente elaborati o piatti con salse pesanti e preferire cotture più sane come grigliate o al vapore.

Bere Acqua: Scegliere l'acqua come bevanda principale invece di bibite zuccherate o alcoliche. Questo non solo riduce l'apporto calorico, ma aiuta anche a rimanere idratati.

Pianificare in Anticipo per Picnic e Viaggi: Quando si pianifica un picnic o si viaggia, portare snack e pasti preparati in casa può essere una soluzione salutare e conveniente. Sandwich integrali, insalate in barattolo, frutta fresca e frutta secca sono opzioni facili e nutrienti.

Evitare il "Tutto o Niente": Ricordare che mangiare fuori è anche un'occasione sociale e di piacere. Una scelta occasionale meno salutare non dovrebbe essere vista come un fallimento, ma come parte di un approccio equilibrato all'alimentazione.

Seguendo queste strategie, è possibile godersi i pasti fuori casa senza compromettere gli obiettivi di salute e benessere. È una questione di equilibrio, scelte consapevoli e godimento della varietà di cibi disponibili.

CAPITOLO 5: CENE VELOCI E GUSTOSE

5.1 Ricette per Cene Veloci e Gustose

Dopo aver esplorato come mantenere una dieta sana fuori casa, è fondamentale considerare le strategie per le cene, specialmente in quei giorni densi di impegni. La cena è un pasto importante che chiude la giornata, e spesso si ha bisogno di opzioni che siano sia rapide da preparare che nutrizionalmente bilanciate e gustose. Ecco alcune idee per cene che possono essere preparate in meno di 30 minuti, offrendo un perfetto equilibrio tra facilità, nutrimento e piacere.

Stir-Fry di Verdure e Proteine: Un piatto veloce di stir-fry, che combina verdure fresche e una fonte di proteine come tofu, pollo o gamberetti, è un'opzione eccellente per una cena rapida. Utilizzare una varietà di verdure per ottenere un mix di colori e nutrienti e condire con salsa di soia, aglio, zenzero e un tocco di olio di sesamo per un piatto ricco di sapore.

Pasta Integrale con Salsa Veloce: La pasta integrale è un'ottima base per una cena veloce. Preparare una salsa semplice con pomodori freschi, aglio, basilico e un filo di olio d'oliva extra vergine. Aggiungere una proteina come pollo a striscioline o lenticchie per un pasto più sostanzioso.

Tacos o Quesadillas Salutari: Preparare tacos o quesadillas utilizzando tortillas integrali e riempirle con fagioli neri, verdure grigliate, pollo o pesce. Aggiungere avocado, salsa fresca e una spruzzata di lime per un pasto gustoso e bilanciato.

Insalate Ricche: Una insalata sostanziosa può essere un'ottima scelta per cena. Combinare verdure a foglia verde con ingredienti come quinoa, noci tostate, fette di mela o pera, formaggio di capra e un petto di pollo grigliato o falafel. Condire con un dressing a base di olio d'oliva e aceto balsamico.

Padelle Uniche: Utilizzare una padella unica per creare piatti rapidi e con meno pulizia. Ad esempio, una padella di salmone e asparagi o di pollo e broccoli può essere preparata in modo semplice e salutare con l'aggiunta di erbe aromatiche e spezie.

Polpette di Legumi o Carne Magra: Preparare polpette di legumi o carne magra come tacchino o pollo. Servire con una salsa di pomodoro fatta in casa e una porzione di verdure al vapore o un'insalata fresca per un pasto completo.

Zuppe Veloci: Una zuppa può essere un confortante pasto serale. Preparare zuppe con brodo di verdure o di pollo, aggiungere verdure a scelta, proteine magre e cereali come orzo o riso. Condire con erbe e spezie per un pasto nutriente e riscaldante.

Queste idee per la cena dimostrano che è possibile preparare pasti deliziosi e nutrizionalmente ricchi in poco tempo. Con un po' di pianificazione e alcuni ingredienti chiave, è possibile godersi cene salutari che soddisfano il palato e nutrono il corpo.

Dopo aver esaminato le ricette per cene veloci e gustose, è essenziale concentrarsi sull'importanza di creare piatti unici che massimizzino i nutrienti. I piatti unici, che combinano proteine, verdure, carboidrati complessi e grassi sani in un unico pasto, sono non solo convenienti, ma offrono anche un'eccellente equilibrio di macro e micronutrienti. Questo tipo di pasto è particolarmente utile per le serate impegnative, quando si desidera un pasto completo senza dover preparare molteplici piatti separati. Ecco alcune idee per creare piatti unici nutrienti e gustosi.

Bowl Nutrienti: I bowl sono un modo eccellente per combinare diversi gruppi alimentari in un unico pasto. Si può iniziare con una base di cereali integrali come quinoa, riso integrale o bulgur. Aggiungere poi una varietà di verdure crude o cotte, una fonte di proteine come pollo, tofu, legumi o pesce, e infine condire con un dressing salutare. Ad esempio, un bowl mediterraneo potrebbe includere quinoa, ceci, verdure grigliate, feta e un dressing al limone.

Casseruole Salutari: Le casseruole possono essere un modo efficace per combinare proteine, verdure e carboidrati in un piatto unico. Scegliere ingredienti come pollo magro, verdure a foglia verde, patate dolci o zucca, e cereali integrali o pasta. Preparare in anticipo e cuocere quando necessario per una cena facile e rilassante.

Curry Nutriente: Un curry ricco di verdure, legumi o carne magra, servito con riso integrale, può essere un pasto unico estremamente soddisfacente. Utilizzare latte di cocco a basso contenuto di grassi e abbondanti spezie per un piatto ricco di sapore e nutrienti.

Insalate Sostanziose: Creare insalate che vanno oltre la semplice base di lattuga, includendo ingredienti come quinoa, noci tostate, pezzetti di formaggio, pollo o pesce grigliato. Questo tipo di insalata è ricco di texture, sapori e nutrienti essenziali.

Stufati e Spezzatini: Preparare stufati o spezzatini che combinano carne magra o legumi, una varietà di verdure e un brodo ricco di sapore. Servire con una porzione di pane integrale per un pasto caldo e appagante.

Frittate o Quiche Ricche di Verdure: Le frittate o le quiche possono essere un ottimo modo per incorporare verdure, proteine e grassi sani in un solo piatto. Aggiungere spinaci, pomodori, peperoni e qualsiasi altra verdura a disposizione. Utilizzare uova intere o solo albumi a seconda delle preferenze e delle esigenze dietetiche.

Questi piatti unici non solo offrono comodità e varietà, ma garantiscono anche che ogni pasto sia nutrizionalmente completo. Sono perfetti per chi cerca di bilanciare uno stile di vita impegnativo con l'esigenza di nutrirsi in modo sano ed equilibrato.

Procedendo dal concetto di piatti unici, il prossimo passo è esplorare come utilizzare in modo creativo gli avanzi per preparare pasti nuovi e appetitosi. Gli avanzi non devono essere visti come noiosi o ripetitivi, ma piuttosto come un'opportunità per esprimere creatività culinaria e per sfruttare al massimo il cibo a disposizione. Utilizzare gli avanzi in modo inventivo non solo aiuta a ridurre gli sprechi alimentari, ma può anche trasformare un pasto ordinario in qualcosa di straordinario. Ecco alcune idee su come rivitalizzare gli avanzi in pasti nuovi e deliziosi.

Bowl di Avanzi Rinnovati: Trasformare gli avanzi di cereali cotti, come riso o quinoa, in un bowl nutriente. Aggiungere verdure fresche o cotte, un po' di proteine (come uova, tofu, o pollo), e un nuovo condimento o erbe aromatiche per dare una nuova vita al pasto.

Torte Salate e Quiche: Utilizzare avanzi di verdure cotte o carni magre per preparare torte salate o quiche. Combinarle con un impasto base e uova per creare un pasto completamente nuovo che è sia gustoso che nutriente.

Wrap e Panini Innovativi: Prendere avanzi di carne o verdure e inserirli in wrap o panini. Aggiungere condimenti freschi o un nuovo tipo di formaggio per trasformare il pasto in un'esperienza culinaria diversa.

Insalate Ricche: Aggiungere avanzi di proteine cotte, come pollo, pesce o legumi, a insalate fresche. Combinare con verdure croccanti, noci tostate o semi e un nuovo dressing per un pasto leggero ma saziante.

Zuppe e Stufati Rigenerati: Trasformare avanzi di verdure e proteine in una zuppa o uno stufato. Aggiungere brodo fresco, erbe aromatiche e spezie, e magari un po' di pasta o riso per un pasto confortante e riscaldante.

Frittelle e Polpette Creative: Utilizzare avanzi di cereali o legumi per creare frittelle o polpette. Mescolarli con un uovo, erbe, spezie e un legante come farina di ceci per una nuova interpretazione gustosa e versatile.

Piatti Etnici Ispirati: Trasformare gli avanzi in un piatto di ispirazione etnica. Ad esempio, gli avanzi di pollo possono diventare parte di un curry, o il riso cotto può essere utilizzato per fare un risotto o una paella.

Sfruttare gli avanzi in questi modi non solo aggiunge varietà ai pasti, ma promuove anche una cucina più sostenibile. Con un po' di creatività, gli avanzi possono diventare la base per pasti deliziosi e sorprendenti.

Dopo aver esplorato come rivitalizzare gli avanzi, un'altra dimensione appassionante della cucina è l'esplorazione dei sapori internazionali. La cucina internazionale apre le porte a un mondo di sapori diversi, ma spesso può sembrare intimidatoria a causa di tecniche complesse o ingredienti difficili da trovare. Tuttavia, con alcune semplificazioni e adattamenti, è possibile portare i sapori del mondo nella propria cucina senza complicazioni. Ecco alcune idee per creare piatti ispirati alla cucina internazionale utilizzando ingredienti facilmente reperibili e tecniche di cottura semplici.

Curry in Stile Asiatico: I curry sono un ottimo modo per iniziare l'esplorazione della cucina asiatica. Utilizzare spezie come curcuma, coriandolo, cumino e garam masala per creare un curry ricco e aromatico. Aggiungere latte di cocco per cremosità e servire con riso basmati. Si possono utilizzare verdure, pollo, o ceci come base principale.

Tacos Messicani Facili: Preparare tacos messicani è semplice e divertente. Utilizzare tortillas di mais o di farina, riempirle con carne tritata o fagioli neri, e aggiungere condimenti come salsa, guacamole, e formaggio grattugiato. Aggiungere un tocco di limetta e coriandolo per autenticità.

Pasta Italiana con un Twist: La pasta è un classico della cucina italiana. Sperimentare con sughi diversi dai classici, come pesto fatto in casa, salsa di pomodoro con verdure arrostite, o una semplice aglio e olio. Aggiungere proteine come pollo, gamberetti o ceci per un pasto completo.

Stir-Fry in Stile Asiatico: I piatti stir-fry sono veloci, facili e possono essere adattati con diversi ingredienti. Combinare verdure fresche, una fonte di proteine come tofu o manzo, e una salsa a base di soia, zenzero e aglio per un piatto ricco di sapori asiatici.

Couscous Marocchino: Il couscous è un ingrediente versatile che può essere utilizzato per creare piatti in stile nordafricano. Aggiungere spezie come cumino e cannella, verdure come zucchine e carote, e frutta secca per un pasto esotico e aromatico.

Pad Thai Semplificato: Il Pad Thai è un piatto thailandese popolare che può essere facilmente adattato a casa. Utilizzare noodles di riso, aggiungere verdure saltate, uova, e una proteina a scelta. Condire con una salsa a base di tamarindo, salsa di pesce, zucchero di palma e lime.

Riso alla Spagnola: Il riso alla spagnola è un altro piatto facile e versatile. Combinare riso con pomodori, peperoni, cipolle e aglio, aggiungere spezie come paprika e zafferano, e cuocere con brodo. Aggiungere pollo, frutti di mare o tenerlo vegetariano.

Attraverso queste ricette semplificate, è possibile godere dei sapori internazionali nella comodità della propria cucina. Sperimentare con ingredienti diversi e spezie può trasformare un pasto ordinario in un'avventura culinaria, senza necessità di tecniche complicate o ingredienti rari.

Proseguendo dall'idea di portare sapori internazionali in piatti semplici e gustosi, il passaggio successivo è considerare come mantenere scelte alimentari sane durante le cene sociali. Mangiare insieme è un importante atto sociale e spesso un momento di grande gioia e condivisione. Tuttavia, può essere una sfida mantenere abitudini alimentari sane in queste situazioni. Ecco alcuni consigli per godersi cene sociali senza deviare troppo da uno stile di vita sano.

Pianificare il Menu con Anticipo: Se si ospita una cena, pianificare il menu in modo che includa opzioni salutari. Preparare piatti che siano sia deliziosi che nutrienti, come insalate ricche, piatti principali a base di proteine magre e verdure, e dessert leggeri come frutta fresca o dolci a base di ingredienti naturali.

Suggerimenti per gli Ospiti: Se gli ospiti offrono di portare qualcosa, suggerire opzioni che si adattino al tema di una cena sana. Questo può essere un'ottima occasione per condividere idee su alimenti salutari e scoprire nuove ricette.

Porzioni Controllate: Durante la cena, fare attenzione alle porzioni. È facile lasciarsi trasportare dalla varietà di cibi disponibili, ma cercare di ascoltare il proprio corpo e fermarsi quando ci si sente sazi.

Bevande Salutari: Offrire opzioni di bevande salutari oltre al tradizionale vino o cocktail. Acque aromatizzate, tè freddi naturali o mocktail a base di frutta possono essere scelte deliziose e più sane.

Focus sulla Socializzazione: Ricordare che il focus di una cena sociale non è solo il cibo, ma anche la compagnia e le conversazioni. Concentrarsi sulla socializzazione può aiutare a evitare di mangiare per abitudine o noia.

Cottura Sana: Utilizzare metodi di cottura sani come grigliatura, cottura a vapore o al forno. Evitare l'uso eccessivo di grassi e preferire condimenti leggeri e naturali.

Dessert Equilibrati: Per il dessert, optare per opzioni più leggere. Ad esempio, frutta fresca con yogurt greco, mousse al cioccolato a base di avocado o sorbetti fatti in casa possono essere alternativi deliziosi ai dessert più pesanti e calorici.

Attività Post-Cena: Includere un'attività dopo cena, come una passeggiata, può essere un modo piacevole per concludere la serata e aiutare la digestione.

Adottando questi approcci, è possibile godere di cene sociali in modo equilibrato e salutare, senza rinunciare al piacere della condivisione e del buon cibo.

CAPITOLO 6: SNACK E SPUNTINI SALUTARI

6.1 Idee per Snack Veloci e Nutrienti

Dopo aver discusso come gestire le cene sociali in modo sano, è importante considerare un altro aspetto cruciale di una dieta equilibrata: gli snack. Gli snack non sono solo un modo per placare la fame tra un pasto e l'altro, ma possono anche essere un'opportunità per integrare nutrienti essenziali nella dieta quotidiana. Ecco alcune idee per snack veloci, nutrienti e gustosi che possono essere inseriti facilmente in uno stile di vita sano e attivo.

Frutta e Noci: Una combinazione classica e semplice è quella di frutta fresca e un pugno di noci. Questo snack fornisce un mix ideale di zuccheri naturali, fibre, proteine e grassi sani. Ad esempio, una mela con una manciata di mandorle o una banana con burro di arachidi sono ottime opzioni.

Verdure e Hummus: Bastoncini di carote, cetriolo, peperoni o sedano accompagnati da hummus sono uno snack gustoso e ricco di nutrienti. L'hummus fornisce proteine e grassi sani, mentre le verdure aggiungono fibre e una varietà di vitamine e minerali.

Yogurt Greco con Frutta e Miele: Lo yogurt greco è una fonte eccellente di proteine e calcio. Abbinarlo con frutta fresca e un tocco di miele o sciroppo d'acero per dolcezza naturale rende questo snack sia delizioso che nutriente.

Barrette Energetiche Fatte in Casa: Le barrette energetiche fatte in casa possono essere un'ottima opzione per uno snack sano. Utilizzare ingredienti come avena, noci, semi, frutta secca e un dolcificante naturale come il miele. Queste barrette possono essere personalizzate in base ai gusti e alle esigenze nutrizionali.

Popcorn Aria Poppata: Il popcorn aria poppata è uno snack leggero e soddisfacente. Evitare le versioni pre-confezionate e ricche di burro, optando invece per popcorn fatti in casa conditi con un pizzico di sale marino o erbe aromatiche.

Smoothie Proteico: Un piccolo smoothie proteico può essere un ottimo modo per reintegrare energia e nutrimento. Combinare frutta, verdure, yogurt o latte, e una fonte di proteine come proteine in polvere o burro di noci.

Crackers Integrali con Formaggio o Avocado: Snack salati come crackers integrali con formaggio a basso contenuto di grassi o avocado schiacciato sono un'opzione veloce e nutriente. Questo snack fornisce una buona combinazione di carboidrati complessi, proteine e grassi sani.

Frutta Secca e Mix di Semi: Un mix di frutta secca e semi è uno snack facilmente trasportabile e ricco di energia. Questo mix è particolarmente utile per chi ha bisogno di uno snack durante l'attività fisica o in viaggio.

Incorporare questi snack nella dieta quotidiana può aiutare a mantenere i livelli di energia stabili, a controllare l'appetito e a garantire un apporto costante di nutrienti essenziali durante la giornata.

Dopo aver esaminato una varietà di snack veloci e nutrienti, è il momento di concentrarsi sulla preparazione di barrette energetiche fatte in casa. Le barrette energetiche commerciali possono essere comode, ma spesso contengono zuccheri aggiunti, conservanti e altri ingredienti indesiderati. Creare barrette in casa permette un controllo completo degli ingredienti, assicurando che siano nutrienti, personalizzate ai propri gusti e bisogni, e libere da additivi non salutari. Ecco come preparare barrette energetiche gustose e salutari.

Ingredienti di Base:

Avena Integrale: L'avena è una base eccellente per le barrette energetiche, fornendo carboidrati complessi, fibre e una consistenza soddisfacente.

Frutta Secca e Noci: Frutta secca come datteri, albicocche o uvetta, e noci come mandorle, noci o nocciole, aggiungono texture, sapore e importanti nutrienti come proteine, grassi sani e fibre.

Semi: Semi di chia, lino o girasole aggiungono un ulteriore apporto di fibre, proteine e acidi grassi omega-3.

Dolcificanti Naturali: Utilizzare dolcificanti naturali come miele, sciroppo d'acero o sciroppo di agave per addolcire le barrette senza aggiungere zuccheri raffinati.

Processo di Preparazione:

Mescolare gli Ingredienti Asciutti: Iniziare mescolando l'avena, la frutta secca tritata, le noci e i semi in una grande ciotola.

Aggiungere Dolcificanti e Leganti: Aggiungere il dolcificante naturale scelto e un legante come burro di arachidi, burro di mandorle o purea di banana per unire gli ingredienti.

Personalizzare con Additivi Extra: Qui è possibile essere creativi, aggiungendo ingredienti come scaglie di cocco, pezzi di cioccolato fondente, bacche di goji o spezie come cannella o vaniglia.

Pressare in una Teglia: Stendere il composto in modo uniforme su una teglia rivestita di carta da forno, premendo fermamente per assicurarsi che le barrette mantengano la forma.

Cucinare o Raffreddare: A seconda della ricetta, cuocere le barrette in forno per un breve periodo o metterle in frigorifero o freezer per indurirle.

Conservazione:

Le barrette possono essere avvolte individualmente e conservate in frigorifero o freezer per uno snack facile e pronto all'uso.

Varianti e Adattamenti:

Le barrette energetiche possono essere adattate per soddisfare esigenze dietetiche specifiche, come l'utilizzo di ingredienti senza glutine o l'aggiunta di proteine in polvere per un apporto proteico extra.

Queste barrette fatte in casa non solo sono un'alternativa salutare agli snack confezionati, ma sono anche estremamente versatili e possono essere adattate per adattarsi a qualsiasi preferenza o esigenza dietetica.

Dopo aver esplorato come preparare barrette energetiche fatte in casa, è importante considerare alternative salutari ai dolci industriali. Molte persone hanno una naturale predilezione per i dolci, ma i prodotti industriali sono spesso carichi di zuccheri raffinati, grassi non salutari e additivi artificiali. Fortunatamente, ci sono molte opzioni per soddisfare la voglia di dolce in modo più sano, utilizzando ingredienti naturali e nutrienti. Ecco alcune idee per creare dessert deliziosi e salutari che possono essere goduti senza sensi di colpa.

1. Mousse al Cioccolato con Avocado: L'avocado è un sostituto sorprendente per il burro o la panna in molti dessert, grazie alla sua texture cremosa e al profilo nutrizionale ricco. Mescolare avocado maturo con cacao in polvere, un dolcificante naturale come il miele o lo sciroppo d'acero, e un pizzico di vaniglia per creare una mousse al cioccolato ricca e cremosa.

2. Biscotti di Avena e Banana: Per una versione salutare dei biscotti, usare banane mature schiacciate e avena integrale come base. Aggiungere ingredienti come gocce di cioccolato fondente, noci tritate o bacche secche per sapore e texture extra. Cuocere fino a quando non sono dorati per un trattamento dolce ma nutriente.

3. Barrette di Frutta e Noci: Simili alle barrette energetiche fatte in casa, ma con un focus più dolce. Combinare frutta secca tritata come datteri o fichi con noci e semi, legare con un po' di miele o sciroppo d'acero e pressare in una teglia. Raffreddare e tagliare in barrette per uno snack dolce e soddisfacente.

4. Gelato di Banana Congelata: Per un'alternativa semplice al gelato tradizionale, congelare banane mature e poi frullarle fino a ottenere una consistenza cremosa. Aggiungere aromi come vaniglia, cacao in polvere o burro di arachidi per varietà.

5. Budino di Chia al Cioccolato o alla Vaniglia: I semi di chia possono assorbire molta acqua e formare una consistenza simile al budino. Mescolarli con latte (normale o vegetale), cacao in polvere o estratto di vaniglia, e un dolcificante naturale. Lasciare in frigo per qualche ora per un dessert gustoso e ricco di fibre.

6. Torta di Mele Integrale: Sostituire la farina raffinata con farina integrale e ridurre lo zucchero in ricette di torte classiche come la torta di mele. Utilizzare mele fresche e aggiungere cannella per un sapore dolce naturale.

7. Sorbetti di Frutta: Frullare frutta fresca congelata con un po' di succo di frutta o acqua per creare sorbetti rinfrescanti e naturalmente dolci. Aggiungere un tocco di miele o sciroppo d'acero se necessario.

Queste alternative ai dolci industriali non solo sono più sane, ma offrono anche l'opportunità di sperimentare con ingredienti e sapori diversi. Soddisfare la voglia di dolce con questi dessert può contribuire a un'alimentazione equilibrata senza rinunciare al piacere del gusto.

Dopo aver esplorato alternative salutari ai dolci industriali, è altrettanto importante considerare opzioni per snack salati che soddisfano la voglia di qualcosa di saporito durante la giornata. Gli snack salati commerciali spesso contengono alti livelli di sodio, grassi non salutari e additivi. Fortunatamente, ci sono molte alternative salutari e gustose che possono essere preparate in casa. Ecco alcune idee per snack salati nutrienti, perfetti per ogni momento della giornata.

1. Chips di Verdure al Forno: Tagliare sottilmente verdure come zucchine, carote o barbabietole, cospargerle leggermente di olio d'oliva e cuocerle in forno fino a che non diventano croccanti. Queste chips di verdure sono un'ottima alternativa ai classici snack fritti.

2. Popcorn Aromatizzato: Il popcorn fatto in casa può essere un ottimo snack salato. Evitare le versioni con burro e sale eccessivi, preferendo popcorn aria poppata conditi con erbe aromatiche come rosmarino o timo, un pizzico di sale marino, o un po' di parmigiano grattugiato.

3. Hummus e Verdure Crude: L'hummus è un'ottima fonte di proteine e fibre. Servirlo con una varietà di bastoncini di verdure crude come carote, cetrioli o peperoni per uno snack equilibrato.

4. Olive e Noci: Un piccolo piatto di olive, accompagnato da una manciata di noci, fornisce grassi sani e può essere un ottimo snack per placare la fame senza eccedere nelle calorie.

5. Edamame al Vapore: Gli edamame (baccelli di soia) sono ricchi di proteine e possono essere cotti al vapore in pochi minuti. Condire con un po' di sale marino o salsa di soia per un gustoso snack.

6. Bruschette Integrali: Tostare del pane integrale e guarnirlo con pomodori freschi, basilico, un filo di olio d'oliva e un pizzico di sale per una versione sana della classica bruschetta italiana.

7. Mini Frittate di Verdure: Preparare mini frittate con uova, una selezione di verdure e un po' di formaggio grattugiato. Queste possono essere fatte in anticipo e sono facili da trasportare.

8. Bastoncini di Formaggio Fatto in Casa: Preparare bastoncini di formaggio utilizzando formaggi a basso contenuto di grassi e cuocerli in forno fino a quando non diventano leggermente croccanti.

Questi snack salati sono non solo gustosi, ma anche nutrienti, offrendo un'ottima alternativa agli snack confezionati. Sono perfetti per uno spuntino a metà mattina, una pausa pomeridiana o per accompagnare un aperitivo serale.

Dopo aver esplorato una gamma di snack salutari, sia dolci che salati, è essenziale considerare le strategie per la loro conservazione e trasporto. Mantenere gli snack freschi e gustosi, soprattutto quando si è fuori casa, richiede una pianificazione attenta. Una corretta conservazione e imballaggio assicurano che gli snack mantengano le loro proprietà nutritive e siano piacevoli da mangiare anche ore dopo la preparazione. Ecco alcuni consigli su come conservare e trasportare gli snack in modo efficace.

Contenitori Ermetici: Utilizzare contenitori ermetici è uno dei modi migliori per conservare gli snack. Questi contenitori impediscono l'ingresso di aria e umidità, mantenendo gli snack freschi più a lungo. Sono ideali per snack come barrette energetiche fatte in casa, chips di verdure, o noci e semi.

Borse Termiche per Snack Freschi: Per gli snack che necessitano di rimanere freschi, come frutta e verdure tagliate, yogurt o mini frittate, utilizzare una borsa termica con accumuli di freddo. Questo aiuta a mantenere una temperatura costante, preservando la freschezza degli snack.

Impacchettamento Individuale: Impacchettare gli snack individualmente può essere utile, soprattutto per i bambini o per snack da consumare on-the-go. Utilizzare pellicola trasparente, carta da forno o sacchetti riutilizzabili per dividere gli snack in porzioni pratiche.

Snack Non Peribili per Emergenze: Avere a disposizione degli snack non peribili può essere utile in situazioni di emergenza o quando non si ha accesso a frigoriferi. Snack come barrette energetiche, frutta secca, o crackers integrali hanno una lunga durata e possono essere conservati nella borsa o in auto.

Evitare Contaminazioni Incrociate: Quando si imballano snack diversi nello stesso contenitore, fare attenzione a evitare contaminazioni incrociate, soprattutto se alcuni snack sono destinati a persone con allergie alimentari.

Etichettatura: Etichettare i contenitori con il nome dello snack e la data di preparazione può aiutare a tenere traccia della freschezza e assicurare che gli snack vengano consumati quando sono ancora al meglio.

Scegliere il Giusto Tipo di Imballaggio: Selezionare il tipo di imballaggio in base allo snack. Ad esempio, i popcorn potrebbero avere bisogno di un po' di spazio per non schiacciarsi, mentre un hummus potrebbe richiedere un contenitore ermetico per non fuoriuscire.

Preparazione Notturna: Preparare e impacchettare gli snack la sera prima può risparmiare tempo al mattino e assicurare che si scelgano opzioni salutari invece di optare per snack confezionati in momenti di fretta.

Seguendo questi consigli, si può garantire che gli snack non solo siano salutari e gustosi, ma anche pratici da trasportare e godere in qualsiasi momento della giornata.

CAPITOLO 7: DOLCI DELIZIOSI SENZA SENSI DI COLPA

7.1. Ricette di dolci con ingredienti naturali

Nel mondo dei dolci, spesso ci si imbatte in ricette complesse, cariche di zuccheri raffinati e grassi saturi. Tuttavia, indulgere in un dessert non deve essere sinonimo di sensi di colpa o compromessi sulla salute. In questo capitolo, esploreremo come preparare dolci deliziosi utilizzando ingredienti naturali e salutari, dimostrando che è possibile godere di un dolce senza sacrificare il benessere.

Gli ingredienti naturali sono la chiave per creare dolci che non solo soddisfano il palato, ma nutrono anche il corpo. Invece di utilizzare zuccheri raffinati, possiamo ricorrere a dolcificanti più salutari come il miele, lo sciroppo d'acero, o i datteri. Questi ingredienti, oltre a conferire una dolcezza naturale, apportano anche nutrienti essenziali come minerali e fibre.

Un altro aspetto fondamentale è la scelta delle farine. Abbandonare la farina raffinata a favore di alternative più nutrienti, come la farina d'avena, di mandorle o di cocco, non solo migliora il profilo nutrizionale dei nostri dolci, ma arricchisce anche il loro sapore e la loro consistenza. Queste farine sono ricche di fibre e proteine, contribuendo a creare dolci che saziano e nutrono.

Per quanto riguarda i grassi, l'uso di oli salutari o di frutta grassa come l'avocado o la banana, può sostituire i grassi saturi comunemente trovati nei dolci tradizionali. Queste alternative non solo apportano grassi salutari al nostro organismo, ma aggiungono anche una texture morbida e cremosa ai nostri dolci.

Anche la frutta gioca un ruolo cruciale nelle nostre ricette. Utilizzando frutta fresca o secca, possiamo incrementare il valore nutrizionale dei dolci, aggiungendo vitamine, minerali e antiossidanti. La frutta può essere utilizzata in vari modi: come ingrediente principale, per decorare, o persino come dolcificante naturale.

Infine, è importante sottolineare che, pur utilizzando ingredienti salutari, il consumo di dolci dovrebbe comunque avvenire in modo moderato. La chiave sta nel godere di questi piaceri con consapevolezza, senza eccessi.

In questo capitolo, troverete una varietà di ricette che incarnano questa filosofia, dimostrando che è possibile preparare dolci deliziosi e salutari con ingredienti naturali. Dalle torte ai biscotti, dai budini ai muffin, c'è qualcosa per tutti i gusti. Ogni ricetta è stata pensata per essere semplice, in modo che anche i principianti in cucina possano realizzarla senza difficoltà.

7.2. Sostituzioni salutari per ingredienti tradizionali

La preparazione di dolci deliziosi ma salutari passa inevitabilmente per la scelta degli ingredienti. La sostituzione di elementi tradizionali con alternative più sane non solo contribuisce a migliorare il profilo nutrizionale dei dolci ma apre anche la porta a nuove e sorprendenti esperienze di gusto. In questo capitolo, esploriamo come le sostituzioni intelligenti possano trasformare le ricette classiche in opzioni più salubri, senza rinunciare al piacere del dolce.

Iniziamo con lo zucchero, spesso il principale colpevole in termini di salute. Al posto dello zucchero raffinato, possiamo utilizzare dolcificanti naturali come miele, sciroppo d'acero, sciroppo di agave o purea di frutta (come mele o banane). Questi sostituti non solo riducono l'indice glicemico dei dolci ma apportano anche sapori unici e sfumature aromatiche.

Quando si tratta di grassi, l'olio di cocco e l'olio di oliva possono sostituire il burro o gli oli vegetali raffinati. Questi oli offrono benefici per la salute grazie al loro contenuto di grassi sani. Anche l'avocado, con la sua consistenza cremosa, può essere una scelta eccellente, specialmente in ricette come brownies o mousse al cioccolato.

Le farine raffinate, comunemente utilizzate nei dolci, possono essere sostituite con farine integrali, farina d'avena, farina di mandorle o farina di cocco. Queste alternative non solo incrementano il contenuto di fibre e proteine ma conferiscono anche una texture interessante e un sapore più ricco.

Anche le uova possono essere sostituite, soprattutto per coloro che seguono una dieta vegana o hanno allergie. Semi di lino o di chia mescolati con acqua, purea di banana o composta di mele possono fungere da leganti eccellenti nelle ricette di dolci, fornendo allo stesso tempo benefici nutrizionali aggiuntivi.

Il latte e i prodotti lattiero-caseari trovano validi sostituti nel latte di mandorle, latte di soia, latte di avena o yogurt di cocco. Queste alternative vegetali sono non solo adatte a vegani e intolleranti al lattosio, ma aggiungono anche un nuovo livello di sapore ai dolci.

Gli aromi artificiali e i coloranti possono essere facilmente sostituiti con estratti naturali e spezie. Vaniglia, cannella, cardamomo, e scorza di agrumi possono arricchire i dolci con sapori naturali e profumi invitanti.

Incorporando queste sostituzioni, non solo miglioriamo il valore nutrizionale dei nostri dolci, ma sperimentiamo anche con nuove texture e sapori.

Questo processo di scoperta e sperimentazione rende la cucina un'avventura creativa e gratificante.

7.3. Dessert veloci e a basso contenuto calorico

Dopo aver esplorato come sostituire gli ingredienti tradizionali con alternative più salutari, è tempo di concentrarsi su ricette di dessert che non solo sono nutrienti e gustosi, ma anche rapidi da preparare e leggeri in termini calorici. Questi dessert offrono la soluzione perfetta per chi cerca di bilanciare una vita impegnativa con l'obiettivo di mantenere uno stile di vita sano.

In un mondo dove il tempo è prezioso, avere a disposizione ricette di dessert che possono essere preparate in pochi minuti è fondamentale. Questo non significa rinunciare al gusto o alla qualità; al contrario, significa sfruttare al meglio ingredienti sani e metodi di preparazione efficienti per creare dolci che deliziano il palato senza appesantire.

Frutta fresca e di stagione è il punto di partenza ideale per questi dessert. Ricca di vitamine, minerali e fibre, la frutta può essere trasformata in deliziose coppe di frutta, macedonie, o sorbetti. Per esempio, un sorbetto di mango o fragola può essere facilmente preparato frullando la frutta congelata con un tocco di succo di limone e un dolcificante naturale come il miele o lo sciroppo d'acero.

Anche i dolci al cucchiaio come budini o mousse possono essere realizzati in versioni a basso contenuto calorico. Utilizzando ingredienti come yogurt greco o avocado, si possono preparare mousse cremose e soddisfacenti. Aggiungendo cacao in polvere o vaniglia, si ottiene un dessert ricco di gusto ma con meno calorie rispetto alle versioni tradizionali.

I biscotti e le barrette energetiche possono essere realizzati con ingredienti come avena, noci, e frutta secca, offrendo uno snack dolce ma equilibrato. Questi dolci non solo sono veloci da preparare, ma sono anche perfetti da portare con sé per uno spuntino sano durante la giornata.

Per chi ama i dolci al forno, ci sono numerose opzioni leggere e veloci. Muffin e torte possono essere preparati con farine integrali o di mandorle, dolcificati con frutta o dolcificanti naturali, e arricchiti con spezie o estratti naturali. Questi dolci al forno non solo sono gustosi ma anche più salutari, perfetti per una colazione nutriente o per una pausa pomeridiana.

Inoltre, è importante sottolineare l'importanza delle porzioni. Consumare dessert in porzioni moderate è un aspetto cruciale per mantenere un equilibrio calorico, specialmente quando si cerca di seguire uno stile di vita sano.

Le occasioni speciali richiedono dolci che siano non solo deliziosi, ma anche degna conclusione di momenti memorabili. Tuttavia, ciò non significa che dobbiamo rinunciare ai principi di una cucina sana. In questo capitolo, ci concentreremo su come preparare dessert sorprendenti e festivi che rimangono leggeri e salutari, ideali per celebrare senza sensi di colpa.

I dolci per le occasioni speciali spesso evocano l'idea di complessità e ricchezza. Ma è possibile creare versioni stupende di queste delizie senza sovraccaricare di zuccheri e grassi. Ad esempio, una torta per un compleanno o un anniversario può essere realizzata con farine integrali o di mandorle, dolcificata con sciroppo d'acero o purea di datteri, e decorata con frutta fresca o crema di cocco montata. Queste scelte non solo riducono il contenuto calorico, ma aggiungono anche un valore nutritivo che manca nelle versioni più tradizionali.

Per i dolci al cucchiaio, come panna cotta o tiramisù, possiamo usare yogurt greco o formaggio quark al posto delle creme grasse. Queste sostituzioni non solo alleggeriscono il dessert, ma introducono anche una componente proteica. Con l'aggiunta di estratti naturali o spezie, questi dolci diventano non solo più sani, ma anche più interessanti dal punto di vista gustativo.

Nei buffet festivi, i finger food dolci come tramezzini di frutta, tartellette con crema pasticcera leggera o mousse in bicchierini monoporzione possono offrire una varietà di sapori senza esagerare con le porzioni. Questi piccoli ma deliziosi bocconi permettono di assaporare diverse delizie senza eccessi.

Per le feste stagionali, possiamo sfruttare i doni della natura, usando frutta e verdura di stagione per creare dolci tematici. Ad esempio, una crostata di zucca nel periodo autunnale o una torta di lamponi in estate non solo sono deliziose, ma celebrano anche i sapori naturali del periodo.

Inoltre, è fondamentale considerare le preferenze e le esigenze alimentari degli ospiti. Preparare opzioni vegane, senza glutine o a basso contenuto di zuccheri è un modo per assicurarsi che tutti possano godere dei dolci senza preoccupazioni. Questa attenzione ai dettagli mostra non solo cura nella preparazione del cibo, ma anche un'accoglienza calorosa per tutti i partecipanti alla celebrazione.

Nel percorso verso una cucina sana, un aspetto fondamentale è l'abilità di ridurre zuccheri e grassi nei dolci, senza comprometterne il sapore e la consistenza. Questo capitolo si dedica a fornire strategie pratiche per creare dolci più leggeri e salutari, mantenendo l'essenza gustativa che tutti amiamo nei nostri dessert preferiti.

Riduzione dello Zucchero

Lo zucchero, sebbene aggiunga dolcezza, può essere ridotto significativamente in molte ricette senza alterare il sapore finale del dolce. Iniziare riducendo la quantità di zucchero indicata nella ricetta originale del 25-30% è un buon punto di partenza. Spesso, scopriremo che il dolce rimane delizioso anche con meno zucchero. Inoltre, possiamo sperimentare con dolcificanti naturali come il miele, lo sciroppo d'acero o la stevia, che hanno un potere dolcificante superiore allo zucchero tradizionale, permettendoci di usarne di meno.

Utilizzo di Frutta e Verdura

La frutta, sia fresca che secca, può fungere da dolcificante naturale e aggiungere umidità ai dolci. Puree di mele, banane mature, datteri e fichi sono eccellenti per aggiungere dolcezza e cremosità. Le verdure, come la zucca, le carote o le barbabietole, possono essere utilizzate in torte e muffin per ridurre sia lo zucchero che i grassi, aumentando nel contempo il contenuto di fibre e nutrienti.

Scelta di Grassi Salutari

Quando si tratta di grassi, è importante optare per quelli di qualità e in quantità moderate. L'olio di cocco, l'olio d'oliva e gli oli di semi sono alternative più sane rispetto ai grassi saturi come il burro. In alcune ricette, possiamo anche usare yogurt greco o purea di avocado per sostituire parte del grasso, mantenendo i dolci umidi e ricchi.

Uso di Latticini a Basso Contenuto di Grassi

Per i dolci che richiedono latticini, scegliere versioni a basso contenuto di grassi come latte scremato, yogurt magro o formaggi spalmabili leggeri può ridurre significativamente il contenuto calorico mantenendo una consistenza cremosa.

Tecniche di Cottura

La modalità di cottura può influenzare anche il contenuto di grassi e zuccheri. Per esempio, la cottura al vapore o in forno, anziché friggere, può ridurre notevolmente l'uso di grassi. Anche la scelta di metodi di cottura più lenti e a basse temperature può aiutare a intensificare i sapori naturali degli ingredienti, riducendo la necessità di zuccheri aggiunti.

Porzioni Moderne

Servire porzioni più piccole è un altro modo efficace per gestire l'apporto calorico. Utilizzare stampi per muffin o coppette individuali può aiutare a controllare le dimensioni delle porzioni, rendendo più facile godersi un dolce senza eccessi.

CAPITOLO 8: BEVANDE SANE E RINFRESCANTI

8.1. Preparare Tisane e Infusi Salutari

Dopo aver esplorato il mondo dei dolci leggeri e sani, passiamo ora a un aspetto complementare ma essenziale di un'alimentazione equilibrata: le bevande. In particolare, ci concentreremo su tisane e infusi, bevande salutari che possono arricchire la nostra dieta quotidiana e migliorare il nostro benessere generale. Queste bevande non solo offrono una varietà di benefici per la salute, ma possono anche essere un delizioso complemento ai dolci appena discussi.

I Benefici delle Tisane e degli Infusi

Le tisane e gli infusi sono bevande preparate facendo macerare erbe, spezie, fiori o frutta in acqua calda. A differenza del tè tradizionale, che proviene dalla pianta Camellia sinensis, tisane e infusi sono generalmente privi di caffeina e ricchi di proprietà salutari. Queste bevande possono variare dal rilassante al rivitalizzante, offrendo una vasta gamma di benefici, come miglioramento della digestione, proprietà anti-infiammatorie e riduzione dello stress.

Scegliere gli Ingredienti

La scelta degli ingredienti per le tisane e gli infusi è fondamentale. Erbe come camomilla, menta, melissa e lavanda sono note per le loro proprietà calmanti. La camomilla, in particolare, è famosa per aiutare a rilassarsi e migliorare la qualità del sonno. Altre erbe come il rosmarino, il timo e la salvia offrono benefici stimolanti e possono migliorare la concentrazione e la chiarezza mentale.

Infusi di Frutta

Gli infusi di frutta sono un'ottima alternativa alle bevande zuccherate. Frutti come bacche, mele, pere e agrumi possono essere combinati in varie miscele, creando bevande rinfrescanti e piene di antiossidanti. Questi infusi non solo sono deliziosi ma contribuiscono anche all'apporto giornaliero di vitamine.

Tisane Speziate

Le spezie possono trasformare una semplice tisana in una bevanda esotica e ricca di sapore. Zenzero, curcuma, cannella e cardamomo sono solo alcune delle spezie che possiamo usare. Queste non solo aggiungono profondità e calore alle bevande, ma portano anche benefici per la salute, come proprietà anti-infiammatorie e digestive.

Personalizzazione e Creatività

Un aspetto fondamentale delle tisane e degli infusi è la possibilità di personalizzarli secondo i propri gusti e esigenze. L'aggiunta di miele, sciroppo d'acero o stevia può dolcificarli naturalmente, mentre un tocco di limone o lime può aggiungere freschezza. Sperimentare con diverse combinazioni di erbe, frutta e spezie permette di scoprire nuovi sapori e creare bevande personalizzate.

Dopo aver esplorato il mondo delle tisane e infusi salutari, ci immergiamo ora in un altro aspetto cruciale di un'alimentazione equilibrata e senza fatica: l'uso di smoothie e frullati come alternative pratiche e nutrienti ai pasti tradizionali. Questi concentrati di benessere sono perfetti per chi cerca soluzioni rapide, ma al tempo stesso desidera nutrire il corpo con tutti gli elementi essenziali per la salute.

Nutrizione Completa in un Bicchiere

Gli smoothie e i frullati possono essere molto più di semplici bevande. Se preparati con attenzione, possono fornire un equilibrio di macronutrienti (proteine, grassi, carboidrati) e un'abbondanza di micronutrienti (vitamine e minerali). Questo li rende ideali come sostituti dei pasti, soprattutto per chi ha poco tempo per cucinare ma non vuole rinunciare a un'alimentazione sana ed equilibrata.

Scegliere gli Ingredienti Giusti

La chiave per un frullato nutriente è la varietà e la qualità degli ingredienti. La base può essere costituita da liquidi salutari come latte di mandorle, latte di soia, yogurt o acqua di cocco. Aggiungendo frutta e verdura, come spinaci, cavolo, bacche, banane o mango, si arricchisce il frullato di fibre, vitamine e antiossidanti. Per una dose extra di proteine, si possono includere ingredienti come proteine in polvere, burro di noci, semi di chia o tofu seta. Un po' di grassi sani, come avocado o olio di semi di lino, completa il profilo nutrizionale rendendo lo smoothie più saziante.

Equilibrio di Sapori

Creare un frullato non significa solo buttare insieme una serie di ingredienti salutari. È importante considerare l'equilibrio dei sapori. Ad esempio, la dolcezza naturale della frutta può bilanciare il gusto più terroso di alcune verdure. Spezie come la cannella, la noce moscata o la vaniglia possono aggiungere profondità e complessità senza aggiungere zuccheri aggiunti.

Facilità e Versatilità

Uno dei maggiori vantaggi degli smoothie è la loro estrema facilità di preparazione. Con un frullatore e pochi ingredienti, è possibile creare un pasto completo in pochi minuti. Inoltre, gli smoothie sono incredibilmente versatili: possono essere adattati per soddisfare gusti personali, obiettivi nutrizionali e anche esigenze dietetiche specifiche come vegane, senza glutine o a basso indice glicemico.

8.3. Sostituzioni Sane per Bevande Zuccherate

Proseguendo nel nostro viaggio attraverso un'alimentazione sana e senza fatica, ci dedicheremo ad esplorare alternative salutari alle bevande zuccherate. Queste bevande, pur essendo ampiamente consumate, possono avere un impatto negativo sulla salute a lungo termine. Fortunatamente, ci sono molte opzioni gustose e nutrienti che possiamo scegliere per dissetarci e nutrirci senza ricorrere a zuccheri aggiunti.

Problema delle Bevande Zuccherate

Le bevande zuccherate, come le bibite gassate, i succhi di frutta commerciali e le bevande energetiche, spesso contengono elevate quantità di zuccheri aggiunti e poco valore nutritivo. Questo può portare a un aumento del rischio di problemi di salute come l'obesità, il diabete di tipo 2 e le malattie cardiovascolari. Sostituire queste bevande con alternative più sane è un passo fondamentale verso una dieta più equilibrata e un miglioramento del benessere generale.

Acqua Aromatizzata e Infusi di Frutta

Un'ottima alternativa è l'acqua aromatizzata naturalmente. Aggiungendo a una caraffa d'acqua frutta fresca, come limoni, lime, arance, bacche o cetrioli, insieme a erbe aromatiche come la menta o il basilico, si può creare una bevanda rinfrescante e idratante. Questa semplice sostituzione non solo elimina i zuccheri aggiunti ma aiuta anche ad aumentare l'assunzione giornaliera di acqua.

Tè Freddo e Tisane

Il tè freddo fatto in casa è un'altra alternativa eccellente. Scegliendo tè di alta qualità e infondendoli in acqua fredda o a temperatura ambiente, si possono ottenere bevande piene di sapore senza l'aggiunta di zuccheri. Aggiungendo un tocco di limone, miele o stevia, si può dolcificare naturalmente il tè. Le tisane, come già visto, possono anche essere servite fredde, offrendo una gamma di sapori e benefici per la salute.

Smoothie e Frullati Nutrienti

Come già discusso nel punto precedente, gli smoothie e i frullati sono ottimi sostituti delle bevande zuccherate. Essi forniscono non solo idratazione ma anche un'ampia gamma di nutrienti essenziali. La chiave è utilizzare frutta intera anziché succhi, per mantenere il contenuto di fibre e ridurre l'indice glicemico.

Bevande Fermentate

Le bevande fermentate come il kombucha o il kefir d'acqua sono alternative interessanti. Queste bevande non solo offrono un gusto unico e rinfrescante, ma sono anche ricche di probiotici, che sono benefici per la salute intestinale. È importante scegliere versioni con poco o nessun zucchero aggiunto.

Nell'ambito di una vita sana e attenta all'alimentazione, anche i momenti di socializzazione come gli aperitivi e i cocktail possono essere vissuti in modo equilibrato. In questo capitolo, ci dedichiamo a esplorare come preparare cocktail e aperitivi leggeri che soddisfino il desiderio di qualcosa di speciale senza sovraccaricare di zuccheri e calorie. Questi drink sono ideali per eventi sociali, feste o semplicemente come piacevole modo per concludere la giornata.

Scegliere Ingredienti di Qualità

La qualità degli ingredienti è essenziale nella preparazione di cocktail e aperitivi leggeri. Utilizzare alcol di buona qualità, freschi succhi di frutta, erbe aromatiche e spezie può fare la differenza. Preferire alcolici più puri come la vodka o il gin, che generalmente hanno meno calorie rispetto ad altri tipi di alcolici.

Ridurre lo Zucchero

Molti cocktail tradizionali sono carichi di zuccheri. Si possono creare versioni più leggere sostituendo sciroppi zuccherati con dolcificanti naturali come stevia, miele o sciroppo d'acero in quantità limitate. Anche l'uso di frutta fresca o congelata può aggiungere dolcezza naturale senza necessità di zuccheri aggiunti.

Uso di Frutta e Verdura

Integrare frutta e verdura nei cocktail non solo riduce la necessità di zuccheri aggiunti, ma aggiunge anche vitamine e minerali. Per esempio, un mojito può essere arricchito con fragole fresche o lamponi, mentre un Bloody Mary può diventare un veicolo per assaporare pomodori maturi e spezie salutari.

Alternative Analcoliche

Non tutti i cocktail devono contenere alcol. Si possono preparare deliziose bevande analcoliche utilizzando acqua frizzante o tonica, insieme a succo di frutta fresca, erbe e spezie. Questi "mocktails" offrono la stessa esperienza di un cocktail ma senza gli effetti dell'alcol.

Moderazione

Anche quando si tratta di bevande alcoliche, la moderazione è chiave. Godersi un cocktail o un aperitivo non significa eccedere. Servire le bevande in bicchieri più piccoli può aiutare a controllare le porzioni.

Dopo aver esplorato le opzioni di cocktail e aperitivi leggeri, ci avviciniamo ora al capitolo dedicato all'acqua aromatizzata fatta in casa. Questa semplice ma efficace bevanda rappresenta la quintessenza di una scelta salutare, perfetta per l'idratazione quotidiana. L'acqua aromatizzata è un'alternativa rinfrescante e senza calorie alle bevande zuccherate, arricchita con i sapori naturali di frutta, erbe e spezie.

L'Importanza dell'Idratazione

L'acqua è un elemento fondamentale per la nostra salute, essenziale per quasi tutte le funzioni del corpo. Tuttavia, bere la quantità raccomandata di acqua ogni giorno può essere una sfida. L'acqua aromatizzata, con il suo gusto piacevole, incoraggia un maggiore consumo di liquidi, rendendo l'idratazione un'esperienza più godibile.

Creare Acqua Aromatizzata

Preparare acqua aromatizzata in casa è un processo semplice e creativo. Si inizia con una base di acqua fresca, preferibilmente filtrata. Aggiungere a questo una combinazione di frutta tagliata, erbe aromatiche e spezie. Le combinazioni possono essere infinite: cetriolo e menta per un gusto rinfrescante, limone e lime per un tocco di agrumi, fragole e basilico per un sapore dolce e aromatico, o zenzero e rosmarino per un gusto più speziato.

Consigli per la Preparazione

Lasciare in infusione gli ingredienti in acqua per alcune ore, o anche durante la notte, permette di rilasciare tutti i loro sapori.

Utilizzare un infusore di frutta o una caraffa può facilitare il processo, permettendo di rimuovere facilmente gli ingredienti solidi.

Aggiungere ghiaccio prima di servire per una bevanda extra rinfrescante.

È importante cambiare gli ingredienti ogni giorno o due per mantenere la freschezza.

Benefici Salutari

Oltre a incoraggiare l'assunzione di acqua, l'acqua aromatizzata può offrire benefici aggiuntivi a seconda degli ingredienti utilizzati. Agrumi come limone e lime possono fornire una dose di vitamina C, mentre erbe come la menta possono avere proprietà digestive. L'acqua aromatizzata è anche un'ottima scelta per coloro che cercano di perdere peso, poiché può aiutare a sentirsi sazi senza aggiungere calorie.

CAPITOLO 9: STRATEGIE PER MANTENERE UNA DIETA EQUILIBRATA

9.1. Pianificazione dei Pasti e Gestione delle Porzioni

Dedichiamoci a un aspetto cruciale di un'alimentazione sana e senza fatica: la pianificazione dei pasti e la gestione delle porzioni. Queste strategie sono essenziali per mantenere un'alimentazione equilibrata, evitare sprechi e garantire che il corpo riceva la nutrizione di cui ha bisogno senza eccessi.

L'Importanza della Pianificazione dei Pasti

Pianificare i pasti in anticipo è un metodo efficace per mantenere uno stile di vita sano. Questa abitudine non solo aiuta a risparmiare tempo e denaro, ma anche a resistere alla tentazione di cibi meno salutari. Un piano alimentare ben strutturato garantisce che ogni pasto sia equilibrato dal punto di vista nutrizionale, includendo una varietà di alimenti che forniscono carboidrati, proteine, grassi sani, vitamine e minerali essenziali.

Creare un Piano Alimentare Settimanale

Iniziare creando un menu settimanale. Questo può includere colazioni veloci, pranzi confezionati, cene equilibrate e snack sani. L'idea è di avere un equilibrio tra vari nutrienti e sapori per mantenere l'interesse e soddisfare le esigenze nutrizionali. Includere piatti che siano sia appetitosi che semplici da preparare, utilizzando le ricette e le tecniche discusse nei capitoli precedenti.

Gestione delle Porzioni

La gestione delle porzioni è fondamentale per evitare di mangiare troppo, anche quando si consumano alimenti salutari. Utilizzare piatti più piccoli, misurare le porzioni con tazze dosatrici o bilance da cucina e familiarizzare con le dimensioni delle porzioni raccomandate può aiutare a mantenere il controllo. È importante ascoltare i segnali di fame e sazietà del proprio corpo, mangiando lentamente e concedendosi il tempo di godere ogni pasto.

Preparazione dei Pasti in Anticipo

La preparazione dei pasti in anticipo è un ottimo modo per attenersi al piano alimentare, soprattutto durante le giornate più impegnative. Dedicare qualche ora durante il fine settimana per preparare e conservare i pasti può semplificare la scelta di opzioni salutari durante la settimana. Questo può includere la cottura in grandi quantità di cereali integrali, la preparazione di proteine come pollo o legumi, o il taglio di verdure per snack veloci.

Utilizzo di Tecniche di Cottura Salutari

Incorporare tecniche di cottura salutari è un altro aspetto fondamentale. Metodi come la cottura al vapore, al forno o alla griglia non solo preservano il valore nutritivo degli alimenti, ma riducono anche l'uso di grassi aggiunti.

Concentriamoci sull'importanza del bilanciamento tra macronutrienti e micronutrienti. Questo equilibrio è fondamentale per una dieta sana e completa, che sostiene non solo il benessere fisico ma anche quello mentale. Un'adeguata combinazione di carboidrati, proteine, grassi, vitamine e minerali è cruciale per il funzionamento ottimale del nostro corpo.

Comprensione dei Macronutrienti

I macronutrienti sono i nutrienti che il nostro corpo necessita in grandi quantità: carboidrati, proteine e grassi. Ogni macronutriente svolge un ruolo unico e vitale:

Carboidrati: Sono la principale fonte di energia del corpo. È preferibile scegliere carboidrati complessi come cereali integrali, frutta, verdura e legumi, che forniscono energia sostenuta oltre a fibre, vitamine e minerali.

Proteine: Essenziali per la costruzione e riparazione dei tessuti, le proteine si trovano in alimenti come carne, pesce, uova, latticini, legumi e frutta a guscio. Una varietà di fonti proteiche assicura un apporto equilibrato di tutti gli aminoacidi essenziali.

Grassi: I grassi sani sono cruciali per l'assorbimento di vitamine liposolubili e per la salute del cervello e del cuore. Fonti di grassi sani includono l'olio d'oliva, i pesci grassi, la frutta a guscio e i semi.

L'Importanza dei Micronutrienti

I micronutrienti, che includono vitamine e minerali, sono necessari in quantità minori ma sono altrettanto importanti. Svolgono un ruolo chiave in numerosi processi fisiologici, dalla regolazione del metabolismo alla salute ossea, dalla funzione immunitaria alla salute della pelle e degli occhi. Una dieta ricca di frutta, verdura, cereali integrali, proteine magre e grassi sani è generalmente sufficiente per soddisfare le esigenze di micronutrienti.

Strategie per un Bilanciamento Nutrizionale

Varietà Alimentare: Consumare un'ampia gamma di alimenti garantisce un apporto bilanciato di tutti i nutrienti necessari. Includere diversi colori di frutta e verdura nella dieta è un modo semplice per assicurarsi di ottenere una vasta gamma di nutrienti.

Cucina Creativa: Sperimentare con diverse combinazioni di alimenti non solo rende i pasti più interessanti, ma aiuta anche a bilanciare i nutrienti. Ad esempio, abbinare cereali integrali con legumi può fornire un profilo proteico completo.

Ascoltare il Corpo: Prestare attenzione a come ci si sente dopo aver mangiato certi cibi può aiutare a identificare quali combinazioni funzionano meglio per il proprio corpo.

Un aspetto fondamentale della nutrizione e del benessere: l'importanza di ascoltare e comprendere i segnali del proprio corpo. Ogni persona è unica, e così sono le sue esigenze nutrizionali. Imparare a interpretare i segnali del proprio corpo è essenziale per costruire una dieta che non solo nutra ma anche rispetti la salute individuale.

Intuizione Alimentare e Autoconsapevolezza

Ascoltare il proprio corpo significa sviluppare un senso di intuizione alimentare. Questo implica prestare attenzione a come si sente il corpo dopo aver mangiato certi alimenti, riconoscendo segnali come l'energia, la sazietà, la digestione e eventuali reazioni avverse.

Energia e Sazietà: Dopo aver mangiato, ci si dovrebbe sentire energici e sazi. Se ci si sente stanchi o affamati poco dopo un pasto, potrebbe essere necessario rivedere le proporzioni di macronutrienti.

Digestione: Prestare attenzione alla digestione può dare indicazioni importanti. Gonfiore, disagio o indigestione possono segnalare intolleranze alimentari o la necessità di regolare la dieta.

Reazioni Fisiche: Ascoltare eventuali reazioni come mal di testa, eruzioni cutanee o cambiamenti dell'umore dopo aver mangiato può aiutare a identificare cibi che potrebbero non essere adatti.

Personalizzazione della Dieta

Ascoltare il proprio corpo aiuta nella personalizzazione della dieta. Non esiste una dieta "taglia unica" che funzioni per tutti. La comprensione delle esigenze individuali permette di adattare l'alimentazione in modo che sia più efficace e gratificante.

Preferenze Alimentari: Sperimentare con diversi cibi e sapori può aiutare a capire cosa si preferisce e ciò che soddisfa di più.

Bisogni Nutrizionali: Considerare fattori come età, livello di attività, condizioni di salute e obiettivi personali per determinare le esigenze nutrizionali specifiche.

Equilibrio Emotivo: È importante che l'alimentazione sia anche una fonte di piacere e non solo una necessità. Includere cibi che si amano è cruciale per una relazione sana con il cibo.

Ascoltare e Agire

Imparare ad ascoltare il proprio corpo è solo il primo passo; agire in base a ciò che ci dice è altrettanto importante. Questo potrebbe significare apportare modifiche alla dieta, sperimentare con nuovi alimenti o consultare un professionista della nutrizione per una guida personalizzata.

9.4. Abitudini Alimentari Sane a Lungo Termine

Il passo successivo è stabilire e mantenere abitudini alimentari sane a lungo termine. Questo processo non è solo una questione di scelte alimentari, ma riguarda anche lo sviluppo di un rapporto equilibrato e sostenibile con il cibo.

Costruire una Routine Alimentare Equilibrata

La costanza è la chiave per instaurare abitudini alimentari sane. Questo non significa seguire una dieta rigida o restrittiva, ma piuttosto trovare un equilibrio che funzioni per la vita di tutti i giorni.

Pianificazione dei Pasti: Come visto nei capitoli precedenti, pianificare i pasti può aiutare a evitare scelte alimentari impulsive e meno salutari.

Cucina Versatile: Imparare a cucinare una varietà di piatti salutari evita la monotonia e rende l'alimentazione sana più piacevole e sostenibile.

Flessibilità: Consentire occasionali indulgenze o adattamenti della dieta a situazioni specifiche è importante per mantenere un approccio equilibrato al cibo.

Integrazione di Attività Fisica

L'attività fisica è un complemento essenziale a una dieta sana. Non solo aiuta a regolare il peso, ma migliora anche l'umore e la salute generale. Trovare un tipo di esercizio che si ama e integrarlo nella routine quotidiana è fondamentale per il benessere a lungo termine.

Ascolto e Adattamento

Ascoltare il proprio corpo non è un processo statico. Le esigenze del corpo possono cambiare nel tempo, a seconda di fattori come età, livelli di attività e condizioni di salute. Essere aperti all'adattamento della dieta in risposta a questi cambiamenti è cruciale.

Educazione Continua

L'educazione sull'alimentazione e la nutrizione è un processo in corso. Mantenersi informati su nuove ricerche e tendenze alimentari può fornire nuove idee e motivazioni. Tuttavia, è importante avvicinarsi alle informazioni con un pensiero critico e possibilmente consultare esperti di nutrizione.

Supporto Sociale e Condivisione

Condividere il viaggio verso un'alimentazione sana con amici, familiari o gruppi di supporto può rendere il percorso più piacevole e meno impegnativo. Preparare pasti insieme, condividere ricette o partecipare a workshop sulla cucina sana sono modi per integrare il supporto sociale.

Il percorso verso una vita sana è pieno di sfide bisogna concentrarsi su come gestire le tentazioni e gli scivoloni che inevitabilmente si presentano lungo la strada. L'obiettivo non è la perfezione, ma piuttosto imparare a navigare queste sfide in modo costruttivo e resiliente.

Riconoscere e Accettare le Sfide

In primo luogo, è importante riconoscere che le tentazioni e gli scivoloni sono parte normale di qualsiasi viaggio di cambiamento. Accettarli come tali può aiutare a ridurre il senso di colpa e la frustrazione che spesso li accompagnano.

Identificare le Triggers: Capire cosa scatena le tentazioni è un passo fondamentale. Questo potrebbe includere stress, emozioni, specifiche situazioni sociali o certi tipi di cibo.

Prevenzione: Mettere in atto strategie preventive può ridurre la probabilità di cedere alle tentazioni. Questo potrebbe significare avere snack sani a portata di mano, praticare tecniche di riduzione dello stress o pianificare in anticipo per eventi sociali.

Strategie di Gestione

Quando ci si imbatte in tentazioni o scivoloni, avere strategie per affrontarli è vitale.

Moderazione anziché Proibizione: Invece di vietare completamente certi cibi, considerare di goderseli con moderazione. Questo può aiutare a ridurre la sensazione di privazione.

Mindful Eating: Mangiare con consapevolezza, focalizzandosi sul cibo e ascoltando i segnali di fame e sazietà del proprio corpo, può ridurre gli eccessi.

Recupero dopo uno Scivolone: Invece di lasciarsi scoraggiare da un passo falso, è importante riprendersi rapidamente e tornare alle abitudini salutari.

Creare un Ambiente di Supporto

L'ambiente in cui viviamo può avere un impatto significativo sulle nostre scelte alimentari.

Organizzare la Dispensa: Avere a disposizione scelte alimentari sane e rimuovere le tentazioni più forti può facilitare la resistenza alle tentazioni.

Cerchi di Supporto: Condividere obiettivi e sfide con amici, familiari o gruppi di supporto online può offrire incoraggiamento e consigli utili.

Riflessione e Apprendimento

Ogni tentazione o scivolone è un'opportunità per imparare. Riflettere su cosa è successo e perché può fornire intuizioni preziose per evitare situazioni simili in futuro.

CAPITOLO 10: CONCLUSIONE E PROSSIMI PASSI

10.1. Riassunto dei Punti Chiave del Libro e Ispirazione per Continuare il Percorso di Cucina Sana

Questo capitolo non solo riassume i concetti chiave trattati nel libro, ma fornisce anche ispirazione per continuare a perseguire uno stile di vita sano e gratificante.

Riassunto dei Concetti Fondamentali

Cucina Semplice e Sana: Abbiamo esplorato come preparare piatti deliziosi e nutrienti con ingredienti facilmente reperibili e tecniche di cottura accessibili, sottolineando l'importanza della semplicità in cucina.

Organizzazione e Pianificazione: La pianificazione dei pasti e l'organizzazione della dispensa sono stati identificati come strumenti chiave per facilitare una cucina sana e senza stress.

Bilanciamento Nutrizionale: Abbiamo discusso l'importanza di bilanciare macronutrienti e micronutrienti per garantire una dieta completa e soddisfacente.

Ascolto del Proprio Corpo: L'autoconsapevolezza è stata sottolineata come essenziale per adattare l'alimentazione alle esigenze e preferenze personali.

Gestione delle Tentazioni: Sono state fornite strategie per affrontare le tentazioni e gli scivoloni, promuovendo un approccio equilibrato e flessibile al cibo.

Mantenere la Motivazione e l'Ispirazione

Festeggiare i Piccoli Successi: Ogni passo verso un'alimentazione più sana è un successo. Celebrare questi traguardi può aumentare la motivazione e l'autostima.

Imparare Continuamente: Il mondo della nutrizione e della cucina è vasto e in continuo cambiamento. Restare aperti all'apprendimento di nuove ricette, tecniche e informazioni nutrizionali può mantenere vivo l'interesse.

Esperienza Sensoriale: Ricordarsi che mangiare è un'esperienza che coinvolge tutti i sensi. Sperimentare con colori, sapori e texture diverse può rendere ogni pasto un'avventura.

Creare una Comunità di Supporto

Condivisione con Altri: Condividere esperienze, ricette e consigli con amici, familiari o gruppi online può creare una rete di supporto. Questo non solo offre un senso di appartenenza, ma anche un'ulteriore fonte di ispirazione.

Incoraggiamento Mutuo: Essere sia riceventi che donatori di incoraggiamento può rafforzare l'impegno verso uno stile di vita sano.

10.2. Ispirazione per Continuare il Percorso di Cucina Sana

Bisogna continuare il loro viaggio verso un'alimentazione e uno stile di vita salutari. Questo capitolo fornisce suggerimenti, idee e strategie per mantenere alta la motivazione e rinnovare l'entusiasmo per la cucina sana, anche quando si incontrano ostacoli o cala l'ispirazione.

Trovare Ispirazione nella Cucina Quotidiana

Esplorare Cucine del Mondo: Scoprire piatti di diverse culture può essere una fonte inesauribile di ispirazione. Ogni cucina del mondo ha il suo modo unico di combinare sapori e ingredienti salutari.

Stagionalità e Località: Utilizzare ingredienti stagionali e locali non solo garantisce freschezza e sapore, ma può anche ispirare a creare nuovi piatti basati su ciò che è disponibile.

Ricette e Blog di Cucina: Seguire blog di cucina, canali social e libri di ricette può fornire nuove idee e tecniche da sperimentare.

Mantenere la Salute e il Benessere come Priorità

Riflettere sui Benefici: Ricordare i benefici che una cucina sana ha portato nella propria vita può essere un potente motivatore. Che si tratti di miglioramenti nella salute, nell'energia o nel benessere generale, questi cambiamenti positivi possono stimolare a proseguire nel percorso.

Obiettivi a Breve e Lungo Termine: Stabilire obiettivi realistici, sia a breve che a lungo termine, può aiutare a mantenere la direzione e la motivazione.

Creatività in Cucina

Sperimentazione di Ingredienti e Tecniche: Non aver paura di sperimentare con nuovi ingredienti o tecniche di cottura. Questo può trasformare la cucina in un'attività creativa e divertente.

Workshop e Corsi di Cucina: Partecipare a workshop o corsi di cucina, anche online, può rinfrescare le proprie abilità e aggiungere nuove ricette al proprio repertorio.

Costruire una Comunità

Condivisione delle Esperienze: Condividere i propri successi e sfide in cucina con amici, familiari o gruppi online può fornire sostegno e nuove idee.

Eventi di Cucina Sociale: Organizzare o partecipare a eventi di cucina sociale, come cene potluck o gruppi di cottura, può rafforzare la comunità e l'interesse per la cucina sana.

Un aspetto fondamentale nel mantenimento di uno stile di vita sano: la creazione e il sostegno di una comunità. Questa rete di supporto può giocare un ruolo cruciale nell'ispirare, motivare e guidare verso scelte alimentari sane e sostenibili.

L'Importanza del Supporto Sociale

Condivisione di Esperienze e Sfide: Condividere i propri successi e le difficoltà con gli altri può non solo fornire un senso di appartenenza, ma anche offrire nuove prospettive e soluzioni.

Apprendimento da Altri: Ascoltare le storie e le esperienze di altre persone può essere fonte di ispirazione e apprendimento. Ognuno ha un percorso unico, e ci sono sempre nuove lezioni da imparare.

Creare Gruppi e Reti

Gruppi Online e Forum: Unirsi a gruppi online dedicati alla cucina sana o alla salute può essere un ottimo modo per trovare ispirazione e sostegno. Forum, social media e blog possono offrire una vasta gamma di risorse e idee.

Club di Cucina o Gruppi Locali: Creare o partecipare a un club di cucina locale può essere un modo divertente e sociale per condividere ricette, tecniche e pasti. Può anche essere un'opportunità per sperimentare cibi che non si sarebbero provati da soli.

Partecipare a Eventi e Workshop

Workshop di Cucina e Seminari: Partecipare a eventi educativi come workshop di cucina o seminari sulla nutrizione può espandere la conoscenza e le abilità culinarie.

Eventi Comunitari e Mercati degli Agricoltori: Visitare mercati degli agricoltori locali o eventi comunitari legati al cibo è un ottimo modo per connettersi con persone che condividono interessi simili e scoprire ingredienti locali e salutari.

Sostenersi a Vicenda

Gruppi di Sfida e Obiettivi Comuni: Creare sfide salutari o stabilire obiettivi comuni con amici o membri della comunità può essere un modo efficace per rimanere motivati e responsabili.

Condivisione di Ricette e Risorse: Scambiarsi ricette, consigli sulla cucina e risorse può aiutare a mantenere fresca l'ispirazione e a sperimentare con nuove idee.

Concentriamoci su come impostare e affrontare le sfide e gli obiettivi futuri nel nostro viaggio verso una vita più sana. Questa fase è cruciale per mantenere l'entusiasmo e continuare a crescere, sia personalmente che all'interno della nostra comunità di supporto.

Impostare Obiettivi Realistici e Misurabili

Obiettivi a Breve e Lungo Termine: Stabilire obiettivi a breve termine aiuta a creare momentum, mentre quelli a lungo termine forniscono una visione e una direzione. Ad esempio, un obiettivo a breve termine potrebbe essere quello di provare una nuova ricetta salutare ogni settimana, mentre un obiettivo a lungo termine potrebbe essere di partecipare a un corso avanzato di cucina sana.

SMART Goals: Gli obiettivi dovrebbero essere Specifici, Misurabili, Attuabili, Rilevanti e Temporizzati. Questo approccio aiuta a rendere gli obiettivi chiari e raggiungibili.

Affrontare Nuove Sfide

Esplorazione di Nuovi Ingredienti e Tecniche: Continuare a esplorare nuovi ingredienti e tecniche culinarie può mantenere viva la curiosità e l'interesse per la cucina sana.

Partecipazione a Eventi e Competizioni: Partecipare a eventi locali di cucina, competizioni amatoriali o sfide di cucina può essere un modo stimolante per testare e migliorare le proprie abilità.

Educazione Continua

Aggiornamento Continuo: Il mondo della nutrizione e della cucina è in costante evoluzione. Mantenersi aggiornati su nuove ricerche, tendenze alimentari e tecniche culinarie è fondamentale.

Condividere la Conoscenza: Insegnare agli altri ciò che si è imparato, sia in contesti formali come workshop, sia informalmente con amici e familiari, rafforza la propria comprensione e impegno.

Costruire una Comunità più Ampia

Coinvolgimento Comunitario: Estendere la rete di supporto e condividere la passione per la cucina sana con una comunità più ampia può avere un impatto positivo non solo a livello individuale, ma anche collettivo.

Progetti Collaborativi: Partecipare o avviare progetti collaborativi come giardini comunitari, gruppi di acquisto collettivo o iniziative di cucina sostenibile può contribuire a un cambiamento positivo nella comunità.

Ci avviamo alla conclusione del nostro viaggio con "Cucina Sana per Pigri", e si propone di offrire una guida verso risorse aggiuntive per approfondire e supportare ulteriormente il percorso verso uno stile di vita sano e appagante. Questa sezione serve da ponte tra ciò che è stato appreso nel libro e le infinite possibilità di crescita e apprendimento future.

Libri e Pubblicazioni

Lettura Consigliata: Esplorare altri libri su cucina sana, nutrizione e benessere può fornire nuove prospettive e approfondimenti. Saggi di nutrizionisti, libri di cucina di chef rinomati e pubblicazioni scientifiche aggiornate sono risorse preziose.

Riviste e Blog: Riviste dedicate alla salute e al benessere, così come blog affidabili, possono offrire articoli aggiornati su tendenze alimentari, nuove ricerche e ricette innovative.

Risorse Online e App

Siti Web e Forum: Siti dedicati alla nutrizione e alla cucina sana possono essere una fonte inesauribile di informazioni. Forum e gruppi online offrono spazi per discutere, porre domande e condividere esperienze.

Applicazioni Mobili: Esistono molte app per la pianificazione dei pasti, il monitoraggio nutrizionale e la raccolta di ricette che possono aiutare a rimanere organizzati e motivati.

Corsi e Workshop

Corsi di Cucina e Nutrizione: Partecipare a corsi, sia online che di persona, può essere un modo eccellente per migliorare le competenze culinarie e approfondire la conoscenza della nutrizione.

Workshop Locali: Tenere d'occhio eventi e workshop nella propria comunità può offrire opportunità di apprendimento pratico e di networking.

Community e Gruppi di Supporto

Gruppi Locali e Online: Continuare a partecipare o a formare gruppi di supporto e comunità può fornire un senso di appartenenza e una fonte costante di motivazione e ispirazione.

Eventi e Raduni Comunitari: Partecipare a eventi comunitari legati al cibo e alla salute può rafforzare la connessione con altri che condividono interessi simili.

Viaggi e Esperienze Culinarie

Esplorazioni Gastronomiche: Viaggiare e esplorare diverse culture culinarie può aprire nuove prospettive e ispirare con sapori e tecniche diverse.

Ritiri e Vacanze a Tema: Partecipare a ritiri o vacanze a tema culinario o di benessere può essere un modo rilassante e arricchente per approfondire la propria passione.

CONCLUSIONE

Come si conclude "Cucina Sana per Pigri", è essenziale ricordare che il viaggio verso una vita sana è un percorso in continua evoluzione, pieno di scoperte, sfide e soddisfazioni. Ogni passo, grande o piccolo, verso abitudini alimentari migliori è un successo da celebrare. Con le risorse e le strategie fornite in questo libro e le risorse aggiuntive appena descritte, i lettori sono attrezzati per continuare il loro percorso con fiducia, curiosità e gioia. La cucina sana non è solo una serie di scelte alimentari, ma un viaggio di scoperta di sé, di condivisione e di celebrazione della vita attraverso il cibo.

Se pensi che questo libro ti sia piaciuto e ti abbia aiutato ti chiedo solo di dedicare pochi secondi a lasciare una breve recensione su Amazon!

Grazie,

Venere Lombardi